U0746107

◎ 名老中医临床用药心得丛书

刘弼臣用药心得十讲

主编　刘弼臣
整理　王树红

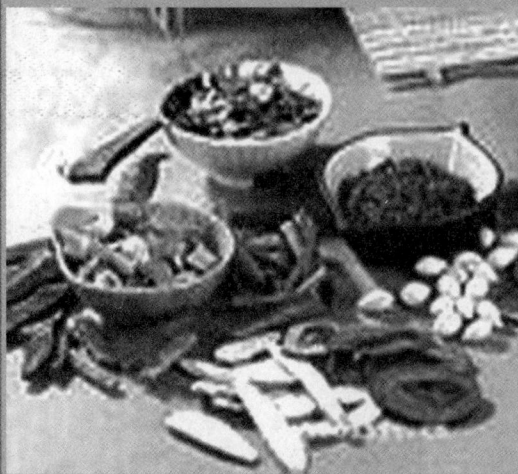

中国医药科技出版社

内 容 提 要

中医儿科界的名家刘弼臣教授是近代中医儿科领域中四大学派之一"调肺派"的创始人。其"从肺论治"的学术思想得到全国中医儿科界的广泛认可,在儿科临床广泛应用,收到很好疗效。本书是刘老用讲座的方式把自己多年临床用药方面的心得体会介绍给读者,全书共分十讲:第一讲介绍了中医儿科的用药特点,第二讲至第十讲分别对小儿感冒、小儿咳喘、小儿心系疾病、小儿神经系统疾病、小儿重症肌无力、小儿脾肺系疾病、小儿肾系疾病、小儿出疹性疾病及小儿感染性疾病的临床用药及临证化裁作了详细的讲解。适合中医儿科工作者参考阅读。

图书在版编目(CIP)数据

刘弼臣用药心得十讲/刘弼臣主编. —北京:中国医药科技出版社,2012.1
(2024.8重印).

(名老中医临床用药心得丛书)

ISBN 978 – 7 – 5067 – 5216 – 9

Ⅰ.①刘… Ⅱ.①刘… Ⅲ.①中药学:临床药学 – 经验 Ⅳ.①R285.6

中国版本图书馆 CIP 数据核字(2011)第 224743 号

美术编辑 陈君杞
版式设计 郭小平

出版 中国医药科技出版社
地址 北京市海淀区文慧园北路甲 22 号
邮编 100082
电话 发行:010 – 62227427 邮购:010 – 62236938
网址 www. cmstp. com
规格 710 × 1020mm $^1/_{16}$
印张 10 $^1/_4$
字数 195 千字
版次 2012 年 1 月第 1 版
印次 2024 年 8 月第 3 次印刷
印刷 北京印刷集团有限责任公司
经销 全国各地新华书店
书号 ISBN 978 – 7 – 5067 – 5216 – 9
定价 **25.00 元**

《名老中医临床用药心得丛书》

总编委会

前　言

　　余十四岁从师于姑丈孙谨臣学医，并改名为"弼臣"意为为民行医，弼亮为臣。从而走上了苦苦寻求医术之道的漫漫之路。后进入上海复兴中医学校学习。问业于时逸人等中医名家。毕业后在家乡行医，曾任家乡联合中医诊所所长。1956年进入第一期江苏省中医学校师资班深造。1957年调入北京中医学院方剂教研室，北京中医学院第一临床医院建院后，即从事中医儿科的医、教、研工作，任中医研究室主任，曾为第八届全国政协委员，第七八九届北京市人大代表并兼任北京中医学会理事，中国中医儿科学会副会长，名誉会长，北京中医学会儿科委员会副主任，中国中医药高等教育学会儿科分会理事长，中国中医药高等院校教材编审委员。1979年被确定为硕士生导师，1990年被国家人事部、国家卫生部及国家中医药管理局确定为首批全国名老中医师承教学导师，是国家第一批享受政府特殊津贴的专家，并确定为全国首批终身教授之一。

　　六十余载的从医生涯，倾尽精力和心血致力于小儿疾病的治疗中，为中医儿科事业的振兴发展孜孜以求。几十年的临床实践，使我倍感中医之博大精深，渊源流长。自少年学医时起，总是青灯掩卷，以待黎明，坚持不懈。常以"业精于勤"而自勉；以"日知其所无，月无忘其所能"而律己，弼志弥坚。深入古籍，余对《内经》、《难经》、《伤寒论》、《神农本草经》和《温病条辨》等有所研究，余崇尚钱乙、万密斋二位医家的学术思想，勤求古训，博采众方，师古而不泥古，创新而不离经。师承新安学派，并承儿科鼻祖钱乙五脏证治的学术观点。如以"从肺论治"立法研制的"调肺养心颗粒"治疗病毒性心肌炎取得重大疗效。研制的"复力颗粒"治疗小儿重症肌无力，被列为国家"七·五"重点攻关项目，对于小儿疑难杂症，"小儿抽动秽语综合征"研制的"息风制动颗粒"应用于临床取得非常好的疗效，位居国内外领先水平。治疗小儿哮喘的"小儿咳喘颗粒"采用辨病与辨证相结合的方法治疗，取得突出的效果。

　　余从医数十载，秉承庭讯，仍以医药救人为己任，以儿科为精专，信守"医非营业，药以治病"之旨。救治病人，无以计数，培养学生遍及全国，年已古稀，手不释卷，坚持临证，余愿将自己毕生的临床经验和学术体会倾注于中医儿科临床教学和教研工作中，渴望中医事业后继有人，能让自己的学术思想，治疗经验传承下去，对祖国的中医事业有所贡献，是余之欣慰。编著《用药十讲》是国家对于中医事业的关怀，能将此书奉献于后世，对年轻的临床医师，对中医儿科的传承者有所帮助，在我是高兴之事。

刘弼臣

编者的话

先师刘弼臣教授（1925年5月1日~2008年9年29日），江苏扬州人，我国著名的中医儿科专家，生前曾担任过第八届全国政协委员，第七、八、九届北京市人大代表，曾任中国中医儿科学会副会长，中国中医药高等教育学会儿科分会理事长，1990年被批准为国家第一批享受政府特殊津贴的专家，是国家教委确定的第一批终身教授之一，曾执教于北京中医药大学方剂教研室，后于北京中医药大学第一临床医院东直门医院儿科工作，从事中医儿科的临床、教学及科研工作。

先师一生治学，立在勤苦，博采众长，为我所用，主张打破一门一派，多学科，多系统的学习，创立了少阳派，他师古而不泥古，创新而不离经典，从年轻时期，青灯古卷，坚持不懈，在医学经典上狠下苦工，有些经文，章句虽已年事较高，仍能倒背如流，常令晚辈起敬。先师不刻板，不拘泥，师承新安学派，秉承儿科鼻祖钱乙"五脏论治"的学术观点，融汇历代儿科大家之长，勤于书斋，潜心钻研，形成了自己独特的"精于五脏，突出从肺论治"的学术体系。其学术思想，深入临床，每获良效。在治疗小儿病毒性心肌炎、小儿抽动秽语综合征、重症肌无力眼肌型等儿科疑难杂症中独辟蹊径，不循常法，收获颇丰，其科研"重症肌无力眼肌型"获国家中医药管理局科技进步三等奖。

六十多年的行医生涯，先师以其毕生的心血和精力致力于治病救人，慈爱为怀，每随先师出诊，总有一种尘埃落定的淡泊心境，远离浮躁喧哗，宁静致远，潜心医治每一位患儿，以医药救人为己任。信守"医非营业，药以治病"之旨。深受大家的欢迎，被誉为"京城小儿王"。

先师一生治学严谨，勤于笔耕，即使晚年，仍以超乎常人的精力笔耕著作，潜心研究，书卷常伴其身，先师博学，每与其畅谈，感于其思维敏捷，通博经、文、史、哲，常觉受益匪浅。

先师具有广阔的胸襟，大家的风范，谦逊随和，乐观坚强，能与时俱进，易于接受新的观念与思想，有幸跟随先师学习，无论从医术做人都受益终身，他言传身教，毫不保留的将毕生的经验和学术体会传授给学生，先师更多的是希望后辈能将祖国的传统医学传承下去，服务社会。

今有幸将刘老文稿整编成书，是我多年之心愿，或许其中有不全面之处，恳请读者谅解，但我是带着一颗诚挚之心，来整理的，以谢先师教诲之恩。愿先师的医学经验流传下去，造福天下所有可爱的孩子们。因编者本人水平有限，不足之处多请批评指证，以待更进一步的提高。

整理者　王树红

目　录

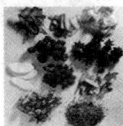

中医儿科的用药特点

这一讲，我们所要谈的内容是关于"小儿的用药特点"，我准备就几个方面的内容来讲一下小儿用药的原则，然后分两节课的内容具体谈一谈我在临床对于"三黄"的应用及苦辛开降法的灵活加减应用。

谈到小儿，我们首先要明确一个概念，小儿有其自身的生理特点、生长规律，不仅仅是成人的缩小版，用药不是简单的成人量的减半。儿科为哑科，辨证施治是确定诊断和进行治疗的依据，小儿的生理特点为：脏腑娇嫩，形气未充；另一方面表现出生机旺盛，发育迅速。小儿时期，五脏六腑以及皮毛、肌肉、筋骨等构成人体的整个物质基础，均尚处于娇嫩柔弱阶段，即钱乙《小儿药证直诀》指出的"五脏六腑成而未全，全而未壮"即指此言。又小儿为纯阳之体，其阳气旺盛，生机勃勃。以"稚阴稚阳"来认识小儿的生理特点。从病理特点看：发病容易，传变迅速；脏器轻灵，易趋康复。小儿为"稚阴稚阳"之体，发病容易突出表现在肺、脾、肾系疾病及传染病方面，小儿自身的特点为肺气不足、脾常不足、肾常虚。肺气不足，卫表不固易为邪气所伤，小儿肺气宣发肃降功能尚不健全，固表抗邪能力差，加之冷暖不能自调，易于感受外邪，无论从皮毛、口鼻而入，均先犯于肺，引发感冒、咳嗽、肺炎等，使肺系疾病成为儿科发病率最高的一类疾病。小儿"脾常不足"脾胃之体成而未全，小儿处于快速的生长发育阶段，脾为后天之本，气血生化之来源，需为小儿的生长提供物质基础，小儿"脾常不足"与快速生长需求发生矛盾，不相适应，所以易导致脾失健运的呕吐、泄泻、腹痛、积滞等，发病率亦很高。小儿形气未充，防御抗邪的能力弱，易为时邪疫毒所侵，邪从鼻入，肺卫受邪，形成麻疹、流腮、水痘。邪从口入，脾胃受邪，出现痢疾、肝炎，一旦发病又易流行传染。

小儿病理特点的另一方面表现为"心常有余"、"肝常有余"，所以小儿临床常见有惊风抽搐等证候。

小儿为病传遍迅速的特点，主要表现为寒热虚实的迅速转化，易虚易实，易寒易热。但其预后较成人为快，疾病治愈率高，以上是我们在谈小儿的用药特点之前先了解小儿的生理及病理特点，掌握了这些特点临床能更好地用药，知己知彼，方可利于不败之地，下面开始具体谈小儿的中医用药特点。

1. 治必及时

小儿形体薄弱，不耐邪犯，动辄易变易危，故治疗需及时。因小儿病理特点易虚易实，特别是重症患儿，更需争取时间抢救，此时用药贵在果敢审慎，以丸、散等成方剂以应急。如小儿外感后，可见高热抽搐，中医传统"三宝"及现今的"奇应丸"之类均应用方便，疗效显著。

2. 施药轻　注重脾肺

治疗贵在把握关键的因素，因小儿"脾常不足，肺常不足"寒暖不知自调，乳食不知自节，加之调护失宜，外为六淫，内为饮食所侵。因此脾肺二脏尤为多见，小儿卫外之功能未固，从口鼻而入，直犯肺系，故感冒、咳嗽、肺炎比较常见。此时可予以桑杏汤、桑菊饮、银翘散等轻灵之剂。脾胃为后天之本，小儿脾的运化功能未全，生长发育所需要的营养物质较成人为多及迫切，加之乳食不知自节，易出现呕吐、积滞等证，消积化滞、调理脾胃为治疗原则。可用一些七味白术散、五味异功散、保和丸等，脾肺二脏方药，大都轻灵精简，只要辨证准确，剂量适中，往往奏效如神。

3. 慎用苦寒　勿滥攻伐

小儿脏腑功能脆弱，对疾病的抵抗力亦较差，凡大苦、大寒、大辛、大热和有毒之品。当用则用，尽量不用或少用，中病即止。苦寒攻下，即会伐伤小儿的脾胃之气，足以伤津败胃。

4. 同中求异　处方准确

儿科临床辨证施治基本规律与成人相同，但也有其独特之处，外感之疾如感冒，成人可不药而愈，小儿则邪多犯肺，每兼咳嗽等证，因此我常在小儿的疏风解表方中加入宣肺止咳之品。小儿外感，常易致高热抽搐，所以发作时尽早就医，须早作处理，若有烦躁惊惕现象，则于解表透邪法中，常常佐以平肝息风之品。小儿的脾胃病有异于成人，乳食积滞，消化不良十分多见，而小儿不足是诊疗的关键，故消食导滞需加入和胃之品以助运化，培补后天之本。

5. 讲究剂型　灵活给药

小儿药物的服法，是比较有讲究的，不能拘泥于成人药物的给药方式。同一个方子，服法不同效果也不一样。如小儿发热，你给开了银翘散加减，如按常规给予一日三次口服，往往退热效果就不如少量频次给予。灵活掌握服法对一个医生是比较主要的。中药汤剂是儿科临床不可缺少的剂型，是有不被小儿接受的弱点，但只要注意服法得宜，就能达到治疗目的。另外煎煮药汁也是重要环节，视药多少可以浓缩，少量分次口服，以免引起呕吐。药中可以加上食糖调味不会影响疗效。其次中药外用灌肠也是很好的途径，常用来治疗菌痢、便秘。另外一些丸、散、丹也对小儿很适用。哺乳期的婴儿生病，还可以母婴同治，既头煎母亲服，二煎儿服，有利于康复。

6. 药补有度

小儿时期，用药有度，对于健康的小儿不必靠药物来补养，特别是没病的小儿，本来蒸蒸日上，并不缺乏营养，则更不能滥用补剂，因为任何药物，皆有其偏胜的性能，过用或误用，会损伤小儿之体。而小儿病愈之后，也应看到其活力充沛，脏气清灵，易趋康复的特点，慎用补药，对于一些先天禀赋不足，脾胃虚弱的孩子，健脾养阴益气的药物完全可以放胆去用。

以上我们谈了关于小儿用药的一些特点。下一节我们将谈一谈关于"三黄"在儿科临床上的应用。

第一节　"三黄"在儿科临床上的应用

1. "三黄"的特点

"三黄"即黄连、黄芩、黄柏，是儿科临床上常用的三个药。我们在上面谈到小儿用药慎用苦寒攻伐之药，为什么又说"三黄"为儿科常用之药呢，我们说任何事物都要去辨证的分析。既要看到它的正面又要看到它的反面，观其全貌，才能运用自如。

（1）三黄的共性：性味均为苦寒，都具有清热泻火功能，分别适用于火毒燔灼的疾病；苦又能燥湿，燥为火之性，故可用于湿热之病。三者都入脾胃经，以除湿热，因此都能治疗胃肠疾病。

（2）各自的特性：从具体归经来看，黄芩入心、肝、胆、肺、大肠经；黄连入心、胃、大、小肠；黄柏入肾、膀胱、大肠。从功能主治看，黄芩善清上焦火，并有清热安胎止血之性；黄连能泻中焦火，擅清心除烦；黄柏善清下焦火，能退下焦虚火。故黄芩最善清气分之热，并由肺而下通三焦，下输膀胱，以利小便，因其入肝胆经，所以往往用来治疗少阳寒热往来之证。黄连善入心以清热，心中之热清，则上焦之热皆清，故善治眩晕、目疾肿痛、丹毒、口舌生疮、心火亢盛、烦躁不寐等证。对于湿热郁于心下，而作痞满，如我们常见的黄连泻心汤等；黄柏因其水液浓稠而滑，故能直入下焦。对于骨蒸潮热痿软等证，李士材云"黄柏苦寒，沉而下降，为足少阴足太阴之剂。"

由于黄连、黄芩、黄柏三者的性味均属苦寒，有其清热燥湿、泻火解毒擅长的一面，举凡火毒燔灼而出现的各种证候，用之得当，往往一剂知，二剂已受到立杆见影之效。但是三药毕竟是苦寒之品，有其伤阴败胃不利的一面。所谓"苦燥伤阴，苦寒败胃。"对于脾胃素弱的小儿，用之慎，量一定不要大。小儿稚阴未长，稚阳未充，形气不足，脏腑脆嫩，一切大苦大寒、大辛大热和有毒峻厉的药，都可戕贼生气，所谓"辛热可以耗损真阴，苦寒能伐生生之气。"所以小儿用之，一定要掌握其剂量，合理配伍，发挥三药的优势，制其不利的一面，会达到理想的要求，取得很好的效果。

2. 三黄的临床应用

（1）时行热病：三黄是治疗热病的圣药。用药条件必须在表邪已解，里热毒炽，或在表里俱热的情况下方可应用，热病初起，无汗身痛，不宜用。举一个三黄同时配伍的方剂治疗时行热病：黄连、黄芩、黄柏加石膏、山栀、淡豆豉、麻黄、生姜、大枣、绿茶，实质为黄连解毒汤合栀豉汤加味组成；黄连解毒汤中黄连泻中焦之热、黄芩泻上焦之热、黄柏泻下焦之热，山栀通泻上、中、下三焦，四药共成解毒之剂，栀豉汤可以宣泻除烦，加石膏则清泻里热的功能更强，麻黄、生姜、大枣、绿茶在三黄石膏汤的配合之下，成为辛凉解表之剂，发汗逐邪，清泻表热。用治时行热病，表里俱热，烦躁不安，口中大渴，面赤鼻干，两目红赤，无汗，身体拘急，脉象洪数。甚或谵语、躁狂、衄血、发斑等，每获良效。

（2）痢疾腹泻：痢疾和腹泻形成的原因很多，有湿热或寒湿之邪，侵入肠中，络脉受伤而成，有饮食不洁、宿食停滞，碍于肠胃影响运化而成。有脾气虚弱或肾阳衰微，命火或微，阴寒极盛而成。所以临床既有寒热之分又有虚实之分。而三黄所适宜的痢疾和腹痛，均以湿热或火毒蕴于肠间，传导失常所形成的热痢和热泻为宜。如《宣明论》的芍药汤用以治疗湿热下痢，方中所有芩、连都清热解毒躁湿；而用芍药、甘草、当归可以和营，以治脓血，木香、槟榔行气以除后重，佐肉桂一味，以除芩连苦寒之偏，这是一张清泄湿热，调气治痢的专方。又如治湿热下注的葛根芩连汤，方中亦有芩、连可以清热解毒止痢，葛根解肌、升阳止泻。伍以芩连，则能充分发挥清阳明里热之效，甘草调和诸药，用治小儿身热腹泻，往往一剂知，二剂已。是一张较好的清热利湿止泻方，临床用之，效如桴鼓。治湿热下利赤白的白头翁汤，药仅四味，确有强大的清热利湿止泻功效。从这几张方子我们可以看出：痢疾和腹泻，大多配有黄连，可见黄连功效最好。我在临床治疗痢疾和腹泻时，多以黄连为主药，黄芩协佐，黄柏用得较少一些。三黄治热痢热泻，疗效显著，久经证实，但临床切不可滥用无到，取快一时，中病即止，以免损伤小儿之脾胃脏器。

（3）吐衄出血：三黄本无直接止血之功，因血得热妄行，三黄既能清热泻火除去出血的原因，从而即可收到止血的效果，所以三黄适应热迫血行这一类的各种出血证候。

黄芩在清热止血方面，我每多用之，比较偏爱此药。如张景岳治疗咯血，运用茜根散，黄芩可以清热止血，侧柏叶、生地凉血止血，阿胶和茜草可以活血化瘀，甘草和中解毒。《医宗金鉴》治疗小儿衄血，内热火盛者，用四物三黄泻心汤，其中四物调血理血，芩、连合用，可以苦寒清热泻火，配以大黄，疏降火逆，以治衄血吐血，每获良效。以四物三黄泻心汤，热盛吐衄功最良。

黄连除与黄芩配伍治疗吐衄出血外，亦可单用治疗胃热上冲，如牙痛、龈肿出血，口唇溃疡、唇风，我常用清胃散加减治疗。因为上述症状都属于脾胃，只有脾胃热上攻，牙痛、龈肿出血，口唇、舌、颊、腮都已肿了，已经向外发了，所以就要用泻火的药物，用黄连泻心胃之火。原方中黄连量仅为六分，对于小儿更应小，因为黄连毕竟为苦寒药。

我们常说："诸痛疮疡，皆属于心。"需要泻心火，消疮疡，它用的是黄连、当归，取当归养血和血。热盛，单用黄连还不行，血分之热还未除，所以在用苦泻的同时用了丹皮，丹皮能够凉血散瘀，以上两药互相配伍，然后加上生地、当归作为主药，凉血清心，同时当归养血，这两者合起来，着重是因为治疗的不仅是痛，还有肿，溃烂及出血，在这基础上，还用了火郁发之的升麻。散阳明之火，火升热降，诸症可出可除，临床用治胃火牙痛出血者多效，至于黄柏，在《普济方》中有单用以治下血。

三黄可以清热止血，早已众口皆知，但三黄凉而抑遏，易生瘀血凝滞，苦寒败胃之后患。但小量的苦寒味可以健胃，包括大黄在内，量小时，对于肠胃湿热消化不好，大便不正常，饮食不好，用苦寒药清热燥湿，能够解决肠胃的湿热，可以恢复胃肠的功能。

（4）小儿汗证：汗是人体的津液，存在于体内阳分的为津，阴分的为液，排泄体外的就是汗。

小儿汗证，一般以自汗和盗汗二候为常见，阳虚多自汗，无故而汗出；阴虚多盗汗，盗汗属阴，多于睡中冷汗自出，醒后自止。古人云："汗为心液。"汗出虽多虚证，但在临床亦为实候的表现。如里热自汗出，不恶寒，反恶热，口渴引饮，汗出如蒸，肌肤灼热，脉象洪大，则为阳明经热，热蒸而汗出。心火盗汗者，睡则汗出，身热多烦，舌红溲赤，大便艰难，则为热搏于心，迫液外泻。小儿汗出，根据临床观察，有不少病例是属于湿热内壅，逼汗外出，故在治疗方面，并不象成人那样以养阴清热为主，也不是偏重益气固表。应用三黄较为适宜，方如当归六黄汤，这是一张通治阴虚内热及三焦实热而引起的自汗和盗汗的方子，方中当归、生地滋阴养血；三黄通泻邪热，黄芪固表强卫，补气止汗。

三黄治疗汗证，在辨证准确的情况下，疗效显著。但应时刻不忘其苦寒败胃，脾胃虚弱，火不甚者，用之需慎。

三黄尚有其他作用，治呕吐痞满，三黄本非止呕药物，呕吐原因，有的由于湿热淤滞中焦，或火热上迫，胃失和降所致。因为三黄性味苦寒，能够清热燥湿，间接收到止呕之效。如《温病条辨》运用芩连配郁金、豆豉治疗阳明湿热；干呕口渴。《温热经纬》黄连配苏叶治疗湿热呕恶。三黄相比，黄连的效果强于黄芩，黄柏很少用于止呕。我在临床使用，以黄连用之广泛，藿香黄连竹茹汤清热止呕收效确凿，这张方子在以后的呕吐篇中将要讲到。

黄连止呕不仅用于热呕，也可对寒盛呕吐起治疗作用，我们可以在方中加入一些温中止呕的药物如干姜、半夏等，少佐黄连，可收到治疗效果，这是一种反佐的方法。

痞满是一种胃脘胸闷气机不畅的自觉症状，多于湿热淤滞胃脘，可伴有呕逆，此时芩连基本适用，这时需加入辛香之品，收效更好，如《伤寒论》方，半夏泻心汤。这是一张"辛开苦降"的方子，我们将在下一章谈到它的应用，此外，三黄在小儿疾病中，可以广泛应用，用之当，效如神，否则弊病丛生，贻害无穷，李时珍谆谆告诫："然必少壮气盛者，用之相宜，若中气不足而邪火炽盛者，久服则有寒中之变。"

第二节　苦辛开降法在儿科临床的应用

上一节，我们留下一个问题，即"苦辛开降"半夏泻心汤的主证。它在临床的应用机会比较多，而且效果是非常好的。

苦辛开降又名辛苦通降，是临床治疗的法则，历代医书中均有记载。但直到清代叶天士才明确提出"辛苦通降，斯热气痞结可开。"把他作为一个治疗法则而提出，叶氏的辛苦通降法则的药物组成共计五味。

黄连、黄芩：性味苦寒，一治郁热在上，一疗胃中热结除内陷之热邪。

半夏、干姜：性味辛温辛热，一去胸中痞满，一疗痰水气滞，宣通内郁之痰浊。

枳实：逐痰水破结实，直捣胸中之滞，使里结客邪无所依附而自解。

用以治疗虚热痞结证，因痞症具有胃中不和发热之气逆呕吐、心下痞满不痛、口苦、肠鸣腹胀等寒热互结的现象。所以采用苦寒泄热的芩连与辛温散结的半夏、干姜配伍，解除胃中寒热结、降逆散痞呕，寒热并调，脾胃得和升降如常，痞证随之可解。半夏辛苦温燥，是阳明经药，即能辛以散积又能祛痰燥湿散结，更能和胃，和胃就是降逆气。本身以辛开为主，又具有苦降的作用。而这里之所以用干姜，是因为既有呕，又有肠鸣，还有腹痛、下利，而心下痞还要散，用干姜，干姜为守而不走之药，是脾经的药，因腹中寒，肠鸣下利，这样的情况用温脾的药。芩连合而治疗里热，黄连的用量很小，用黄连是因为邪已入里了，必须与黄芩合用，所谓泄胸中之热。

可见苦辛开降就是应用苦味的芩连与辛味的姜夏并伍，《内经》云："辛甘发散为阳，酸苦通泄为阴。"所谓辛药则适其升，以散其闭，达邪于外，苦药则适其降，以平其亢，泄邪于里，因此苦辛合用，可以升清降浊，调理阴阳的作用。《内经》云："出入废则神机化天，升降息则气立孤危，故非出入则无以生长壮老已，非升降则无以生长化收藏，是以升降出入无器不有。"气血运行的流通，而且辛先入肺，肺主气，气为血帅，气行则血行，凡肺气郁制气化不利，以致脏腑不和，必用辛药以通其痞畅其气，开其毛窍祛邪外出，所谓辛能疏通，宣导而行之，正合叶氏"辛通其痞"之旨。苦先入心，心主血，统管一身之火，又主一身之气化，凡邪火有余，火性炎上，必用苦药以降其火，平其亢盛，泄邪于内，所谓叶氏"苦降其内"。由于"辛通其痞，苦降其逆。"则邪火无以逗留，气血运行自然通畅。

一、辛开苦降法在儿科临床上的应用

小儿机体和功能均较脆弱，对疾病的抵抗力较差，加之幼儿寒暖不能自调，乳食不知自节，故外易为六淫所侵，内易为饮食所伤，往往蕴生痰热，阻塞气机，升降失司，清浊失调，从而百病滋生，变幻莫测。①痰热上壅，肺气失宣，轻则咳嗽频作，重则气逆喘息。②痰热胃中，阳明通降失司，则呕吐呃逆，大肠传导失司，或便秘或泄泻，甚则上吐下泻。③痰热扰心，轻则惊怵睡卧不安，重则搐搦瘛纵，见于此情况，我在临床治疗时，总的指导思想不外"外邪易辛胜，里邪易苦胜""郁非辛不开，火非苦不降"之旨。运用苦辛开降，疏其邪，除其痰，泄其热，降其气，则气机畅通，升降自如，而诸证自解，现将临床归纳如下。

1. 咳逆喘息

外邪侵犯于肺，肺气被郁，日久生热，蒸津液成痰，痰热闭阻气逆，不能宣通，往往发热较高，咳逆喘息，呼吸困难，喉中痰鸣，胸中胀满，舌苔白腻，脉象弦滑，这种外感非时之气，膈有大量之痰，以至热毒雍盛，痰闭肺窍的病证，在治疗上，应用苦辛开降，豁痰宣闭，可用黄连1~3克，黄芩10克，干姜1.5克，半夏5克加枳壳5克，郁金5克，宽中降气逐痰，开中焦之痰实，以通宣肺气之闭，最获良效，但是临床时必须掌握痰热内羁，肺胃同病咳逆痰雍，胸满腹胀，舌苔白腻，脉弦滑才可应用，但如果喘咳痰鸣，面清，泛吐痰沫，脉象沉细的虚痰上泛之症，又宜温振胃阳，那就不适于苦辛开降了。

2. 呕吐泄泻

小儿体质娇嫩，胃肠功能薄弱，易饥易饱，调理不当，过寒过热，生活起居和天气四时变化等，造成胃肠功能紊乱，产生呕吐泄泻的症状，其中以乳食不当为主要原因。如秦景明云："饮食自备，膏粱纵口，损伤脾胃，不能消化，则成食积泄泻之证。"脾胃参与饮食的消化吸收，其中胃的生理功能是消化食物，又称胃气，所谓有胃气则生，无胃气则死。然而胃为水谷之海，而散经输布，通调水道，下输膀胱，还要依靠脾的功能，脾不仅助消化，而且吸收食物中的精华，以营养全身，濡布四肢百骸。所以沈金鳌《幼科释迷》云："太阴脾脏奠定一身，论其执掌，化宿除陈，滋荣脏腑，灌液布津，上承胃纳，表里相循，下辅大肠，传导频频，土为物母，乃见其真。"脾胃为后天之本，胃喜清恶热，脾喜燥恶湿，胃清脾燥则健，胃热脾湿必病。脾为湿困失燥而热，灼热丛生则胃纳水谷必积，所以临证之时，需进行除湿导滞，升清降浊，恢复脾胃功能，降呕止泻。运用辛开苦降法，辛开其闭，升其清，则姜夏势必用苦降其浊，脾苦湿急食苦以燥之，叶天士："但取苦味坚阴燥湿"则芩连势所必用，苦降辛通畅气机，则吐泻自解，正如吴鞠通所云："中焦如沤，疏而逐之"，达到"中焦如衡，非平不安"的目的。

二、苦辛开降法的个人认识

（1）叶氏所提"苦辛开降"实质是由张仲景五个泻心汤衍化而来的。

（2）中医治疗原则，不外汗、吐、下、和、温、清、消补八法。苦辛开降能够升清降浊，调理阴阳，叶氏所谓"微辛以宣通"，应属于和法范畴，不可列为清法。

（3）苦辛开降除上述作用外，尚有反佐从治作用，可以根据病情，苦寒的芩连和辛温的姜夏，适当调整用量，可以治疗格拒，如用少量黄连，以制干姜燥热，用少量干姜以防黄连过于清理而维护胃阳，则格拒自己。

（4）根据苦辛开降组成的原则，则不应局限苦寒的芩、连和辛温的姜、夏。举凡发散表邪的辛味药，和燥湿泄热的苦味药配伍，均应属于苦辛开降的范畴。例如桑菊饮中，桑叶、菊花辛凉透表和连翘苦泻并伍。

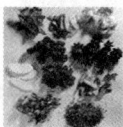

第二讲
小儿感冒

第一节　小儿感冒的临证治疗体会

感冒是小儿时期的常见病，乳幼儿期发病更高，一年四季可发病，在了解疾病治疗前，我们先谈一下小儿感冒的特点，了解其特点，才可以有的放矢，抓住本质，灵活应用。

一、小儿感冒的特点

1. 容易化燥化热

小儿感冒从表面上来看，是一种极为平凡而轻浅的疾患，病家易疏忽，稍有不慎，传变极易，由于小儿纯阳之体，至阴未充，往往产生高烧、喘促、化燥、化热，因此伤风感冒是一切急切热病的先导。

2. 常伴有夹食夹惊证候，且极易传变惊风

小儿体质柔弱，脏腑未坚，消化力弱，受感冒极易停食不化，形成感冒夹食之证；同时小儿神气却弱，易受惊恐，往往感冒夹惊。甚至有的小儿感冒后寒热稍重，产生抽搐。风为百病之长，其性善行而数变，小儿患病又是无惊不变，无惊不走，每每极难挽救，成人感冒则绝无此现象，我们掌握了小儿感冒的特点，在用药方面就可以有规律可循，有别于成人。

二、辨证施治

临床表现微恶风寒、鼻塞流清涕，舌苔薄白，精神稍差或玩耍自如，治疗只须注意避风，减少乳食，护理精心，不服药自可自愈。如须服药，发汗是中医治疗伤风感冒的总则，但宜微汗，可用葱豉汤，葱白通阳发汗，豆豉升散发寒，对小儿感冒初期较为合适。除具有恶风寒、鼻塞流涕外，发热比较重，无寒或汗出不畅、头痛、咳嗽、面唇发红、咽喉红肿、胸闷气粗、舌苔薄白或薄黄、脉浮数，治疗主要清热解表，药用荆芥5克，薄荷3克(后下)，连翘10克，银花10克，牛蒡子6克，板蓝根10克等。治疗重证时，要注意变证和兼证。

（一）变证的治疗

1. 燥化

小儿感冒投表剂之后无汗，肌肤干燥，且增壮热，心烦口渴饮引等证，这是小儿体内有热，表后反使阳气发越，阴津受灼，出现燥化，治宜清解气热，竹叶、石膏汤加减。生石膏25克，党参10克，粳米10克，炙甘草3克，加竹叶10克，麦冬10克，半夏5克。白虎汤益气生津，竹叶清烦热，配石膏退热除烦功著，麦冬止呕降逆，清补兼施，阴液充而托汗外解。

2. 热化

有时小儿感冒，我们选择汗法，投以表剂，但汗出后而热邪并未退出，舌苔由白变黄，舌质变红，唇红而感，烦渴气粗，夜卧不安等证，这本是素体阴虚，病中出汗伤阴，因汗为阴津，以致热反不退，而有化热现象，治疗时切忌再投表散，此时须用滋阴存津，兼佐解表法，以保持其阴液充沛，要用滋阴清热，如生地、生石膏及滋阴解表的玉竹、白敛等。

3. 阳厥

小儿感冒，常见有几日身热不退，出现手足发凉，热势越高，手足越凉，这是由于阳气被郁，不能外达于表，出现热厥之象，此时治疗宜和解退热，使阳邪外达，我常喜用四逆散加减。

（二）兼证的治疗

1. 感冒挟食

外感加停食不运，是小儿感冒常见的现象，一年四季均普遍发生，二者互为阴阳，幼儿胃肠功能弱，过食或吃了不易消化饮食，很容易停食，对外邪抵抗力弱，气候变化极易感冒成病，感冒与消化不良相伴，外有风邪袭表，内有乳食内伤，形成表里同病，其治必须在解表的同时，助以消导，有食积化热，还当配合消法的同时，使用清法，对于体弱患儿，应用和法。治疗给予：消食和胃，解表清热。药用表里双解之山栀、豆豉、薄荷、黄芩、黄连、焦三仙、内金、枳壳等，吐者加竹茹，便溏者加白术、木香，热秘用凉膈散。

2. 挟惊

治疗上不宜过早用辛香走串之品，易引邪入里，变生他证，临床治疗掌握以下三点：

（1）宜先疏散以撤外邪，如葱豉汤：葱白、豆豉、桔梗、栀子、连翘、薄荷（后下）、竹叶，加入钩藤、菊花、僵蚕等。

（2）第二步，热解惊平，如小儿回春丹，具有化痰，清热镇惊作用，小儿受惊后必生痰热，故先解表，以撤外邪，次以镇静以平痰热。

（3）表后尚有夜卧不和，惊惕不安现象，此为痰热未清，表里不和，此时给予柴芩温胆汤以清痰热。

上面我们从小儿感冒的轻重分别谈了小儿感冒的治疗原则及方法，现在我们从西医学及传统中医辨证两个角度，谈一下我在临床治疗小儿感冒的一些经验及病案。

三、须辨风寒与风热

小儿脏腑未充，肺尤娇嫩，不耐寒热之邪所侵，无论寒热，皆能引起小儿感冒，病因不同病证相异，故必辨清寒热。

风寒感冒，以发热无汗为主，热前或热时，有恶寒之象。而风热感冒，一般为发热头身或手足心热，不恶寒或恶寒交错；寒与热可以同时出现，亦有所偏盛，并可以相互转化，但因小儿为"纯阳"之体，"阳常有余"往往热病较多，纵使感受风寒，亦多寒从热化或寒热并见。

在治疗方面，感冒属表证，解表法为首选，即指汗法，通过汗法，使表邪由汗而解，这仅是一个治疗方法，并不能拘泥于此，且应用汗法亦当慎重。小而"易虚易实"，风寒与风热感冒，治疗时发汗不易太过，过汗伤津，恐生他变。小儿"易寒易热"，往往热多于寒，感冒后易寒从热化，形成寒热夹杂之证。

所以治疗小儿感冒，但用辛凉或辛温都不会很全面，我在治疗小儿感冒时往往喜欢寒温并用，只是寒重时辛温药多于辛凉药，热偏重时，辛凉药多于辛温药。

四、病案举例

1. 风寒感冒

病案 朱某某，女，8岁，初诊日期：2006年1月2日。

患儿昨日夜里出现发热鼻流清涕，微恶寒，鼻塞不通，咽痛。于今晨前来就诊，刻下症：低热37.7℃，热前略有形寒，手足微凉流清涕，面色苍白，口但不渴，小便正常，大便略干，舌质淡苔薄白，脉浮。审由外感风寒，邪郁肌表，治疗当以辛温解表，疏散风邪。

荆芥10克，防风10克，薄荷3克（后下），豆豉10克，芦根15克，淡竹叶10克，青皮5克，枳壳5克，焦三仙各12克，郁金5克，葱头3个，生姜2片，牛蒡子9克。

三剂，水煎服，每日1剂，早中晚饭后服用。

二诊：药后，症状基本缓解，诸证得以控制。

按：本病初期，有身热无汗，形寒，鼻流清涕，本属于风寒感冒，治疗以辛温解表为主，故以荆防葱豉汤为主。荆芥、防风、葱头辛温解表，还加薄荷（后下）、豆豉、淡竹叶清心肺，焦三仙兼护胃气，诸证悉除。

2. 风热感冒

病案 杨某某，女，3岁，初诊日期：2005年9月25日。

发热三天，鼻塞流涕，咽痛伴见干呕，轻咳，曾于西医院就诊，（具体用药不详）症状缓解不明显，随来我门诊就诊，刻下症：发热38.2℃，鼻塞流涕，咳嗽不爽，咽红肿，喜饮水，舌质红苔白微腻，脉浮微数，势属外感风邪，郁而化热，只当以辛凉解表，以散风热。

银花6克，连翘6克，荆芥5克，薄荷5克（后下），淡豆豉10克，
生石膏15克（先下），鲜芦根30克，淡竹叶10克，生甘草1.5克，
炙杷叶6克，射干5克。

三剂后，热退，咳轻，诸证悉除。

按：小儿感冒，主要为外感时邪，便清寒热是关键，此案为外感时邪，风热犯肺，邪在卫表，证现寒轻热重，头痛鼻塞，咽红，喷嚏咳嗽，舌质红苔白腻，脉象浮数，指纹浮露红活，治疗方法当以辛凉为主。故用银翘散加减。方中银花、连翘清热解毒，薄荷、射干清热利咽，芦根、淡竹叶清热利尿，清心除烦，生石膏清解透散，加入荆芥辛温解表，以避免过用寒凉药，使邪气冰伏不解。

3. 外感表实

病案 赵某某，男，5岁，初诊日期：2005年11月25日。

患儿主因咳嗽流涕两天伴见发热一天，前来就诊。诉昨日从幼儿园接回家中，精神稍差，但尚能玩耍，于夜里9点钟开始出现发热，体温渐次升高，最高升至39.8℃，无汗，手足肚腹均热，咳嗽加重，给予小儿日夜百服宁，汗出后体温可降，但随后又升高，于今晨就诊，刻下症：发热39.1℃、流清涕、咳嗽、无汗、头痛、面色红赤、舌质红苔薄白。脉浮数有力。辨证：时值天寒，感寒邪伤营，邪气郁而不出，形成表实证。经云"体若燔炭汗出而散"，治当疏散发汗，以解表实。

炙麻黄3克，桂枝3克，防风5克，苏叶5克，羌活5克，
焦三仙各10克，陈皮3克，半夏3克，黄芩5克，葱头、生姜各2片。

5剂，水煎服，每日1剂，早中晚饭后服用。

二诊：服药后，发热退，未再起伏波动，流涕、头痛症状消失，咳嗽有所缓解，舌质红苔薄白。脉浮数有力，余邪尚未消尽，继续给予清解余热。

柴胡3克，黄芩5克，茯苓10克，陈皮3克，半夏3克，
竹茹6克，枇杷叶10克。

按：小儿感冒，在辨清风热、风寒的基础上，还须进一步明辨虚实。本案属于风寒表实证，故用麻桂羌活防风等，辛温发汗以解表邪。但为何又运用黄芩苦寒清热，，此缘小儿肌肤薄弱，又为纯阳之体，外感六淫之邪，易化热化火，以黄芩，制麻黄、桂枝之辛温，实与《医宗金鉴》《幼科心法》治疗小儿伤寒不用麻黄汤的单纯辛温来发表，而用九味羌活汤（内有黄芩、生地）等复方来治疗具有相同意义。

4. 感冒挟滞

病案 樊某某，女，4岁，初诊日期：2005年11月15日。

患儿近几日纳食差，口中有异味，大便干燥，两日一行，腹胀，于前日夜间里睡中踢被，感寒后出现鼻塞、流清涕、咽痛。今日就诊，刻下症：鼻塞、流清涕、咽

痛，手足心肚腹扪之发热，纳差、便干、溲黄，舌质淡红苔厚腻，脉浮而滑。辨证：儿本饮食失节，运化不好，脾胃失调，积滞内停，郁热于胃，则口中异味，卫外功能薄弱，则邪气必然乘虚而入，出现轻咳流涕，证系停食着凉，治当疏表导滞。

方：柴胡 5 克，枳壳 3 克，白芍 10 克，炙甘草 3 克，陈皮 3 克，砂仁 1.5 克(打碎)，白术 6 克，黄连 1.5 克，焦三仙各 10 克，熟军 6 克，炒莱菔子 3 克。

另：小儿化食丸 早晚各半丸，服三剂。

二诊后，口中异味消除，大便正常，仍觉手足心热，此余邪未清，原方化裁

柴胡 6 克，枳壳 3 克，白芍 10 克，炙甘草 3 克，郁金 6 克

山栀 3 克，豆豉 6 克，焦三仙各 10 克，内金 10 克。

按：感冒挟滞即停食着凉，是比较多见的疾患。内有停食，外感寒邪，诚如《医宗金鉴·幼科心法》所云"小儿平日饮食无节，内伤停滞，外复为风寒所袭，故成是证也。"其发病机制，往往是停食者易外感。幼儿胃肠消化能力有限，当过食或吃了不易消化食物以后，很容易停食致脾胃失运，这时人的机体，势必会动员全部力量，来解决停食问题，因而全身各个组织的功能，必将暂时松懈，所以停食患儿，多全身酸懒疲困乏力，这时对外抵抗力也必然降低，遇有天气变动，极易感冒。

5. 感冒挟惊

病案 陈某某，女，1 岁，初诊日期：2006 年 4 月 6 日。

昨夜曾因高热前往儿童医院看急诊，热退，回家后，今晨体温复又上升，并出现惊惕、烦燥、卧不安，口干弄舌，故慕名前来就诊。刻下症：高热，体温 39.8℃，惊惕，弄舌，哭闹烦躁，胸腹膨胀，大便干，小便溲黄，流黄涕，指纹紫暗，苔黄。

辨证：时邪外感，痰热挟滞，中阻阳明，热扰心神，出现惊惕烦躁，治以清解阳明导滞，镇惊安神，以防抽搐。

山栀 3 克，连翘 6 克，薄荷 3 克(后下)，淡豆豉 10 克，竹茹 6 克，淡竹叶 10 克，蝉衣 3 克，生石膏 25 克(先下)，枳壳 3 克，焦三仙各 10 克，炒莱菔子 3 克，灯心草 1 克。

两剂服用，煎取 50 毫升，少量频服。

二诊：药后热已解，心烦轻，卧仍不时，易惊惕，大便下黏不爽，咳嗽有痰。肺气失宣，生痰内蕴，郁蒸不解，木火旺，惊惕由生，治以化痰清热，佐以镇惊平感。

菊花 10 克，连翘 10 克，炙杷叶 10 克，胆星 5 克，天竺黄 5 克，钩藤 5 克，黄芩 5 克，郁金 5 克，枳壳 5 克，焦三仙各 10 克。

6. 夏日感冒

病案 郭某某，女，3.5 岁，初诊日期：2005 年 7 月 11 日。

时值盛夏，暑热熏蒸，患儿于昨日出现微咳，鼻塞流涕，轻微发热，咽干充血，今晨前来就诊，刻下症：体温：37.5℃，精神尚可，咳嗽，流涕，纳食减少，小便黄，大便干燥，舌苔薄白，脉象浮大而数。证属于：暑热感冒，停食着凉。治疗清

暑解表，和中利湿。方用：新加香薷饮加减。

香薷 3 克，银花 10 克，连翘 10 克，薄荷 3 克（后下），防风 10 克，淡豆豉 10 克，六一散 10 克（包），黄芩 5 克，焦三仙各 10 克，灯心草 1 克，黄连 1.5 克。

另：小儿救急散，每次半包。

二诊：三剂后，症状基本消失，尚有轻咳，大便稍干，清解余热。

山栀 3 克，黄芩 10 克，柴胡 3 克，陈皮 3 克，半夏 3 克，芦根 15 克，淡竹叶 10 克，牛蒡子 6 克，焦三仙各 10 克，枇杷叶 10 克，制军 10 克。

按：香薷乃暑月解表之药，辛温发散，有夏月麻黄之喻，发汗作用强，只可适用于暑邪夹寒的证候。

第二节　"参苏饮"在小儿感冒中的应用

我在治疗小儿感冒中会经常用参苏饮这张方子，这是一张中医治风寒感冒咳嗽的一个经验效方，灵活加减，临床会取得很好的疗效。

《医宗金鉴》风寒咳嗽："小儿脱衣偶为风冷所乘，肺先受邪，使气上逆，冲塞咽膈，发为咳嗽，鼻塞声重，频唾痰涎，先以参苏饮疏解表邪。"小儿风寒感冒经常使用其方加减，香苏饮虽以人参、苏叶命名，但在临床不一定非用人参不可，有时是可以不用的，或以太子参取代。小儿之体"易虚易实"，用药得到与否，是有关系的。香苏饮所组方为人参、苏叶加二陈汤加葛根、木香、前胡、桔梗、姜、枣。其中苏叶，入肺、胃、脾三经，为辛温解表药，能发表散寒，行气宽中、解毒。用其温散，解肌发汗，祛风寒，宽中治胀满，消痰利肺，温中止痛。前胡，入肺、脾二经，宣肺清热，止咳化痰，治头痛，发热，咳嗽，有去火痰实热，开降逆气结滞，药性苦辛微寒。葛根为脾、胃经药，有解肌退热，生津止渴，升阳止泻，透疹的作用。主治发热、头痛、口渴、下痢、腹泻等证，善入阳明经，以其气轻，专于解表发汗，此药凉而甘，对温热之时行疫疾，热而兼渴者最良，不似其他解散之药多辛热。

此方可以这样理解，苏叶、前胡、葛根有解肌宣肺，清热止咳、化痰的作用，辛温合用，结合二陈汤之燥湿化痰，虚人外感加入参，还有枳、桔开提肺气，故对于外感风寒，体质偏弱者所引起的咳嗽，具有较好的作用。

结合临床，重点在于辨证，纵使同一样的风寒，而不同体质的患儿，又有不同的感受，在用药方面，灵活掌握，随证加减，不可拘泥。在现代儿科临床中，用于病毒性感冒及胃肠型感冒较多见，兹举例如下：

1. 感冒

病案 1　李某某，男，6 岁，初诊日期 2005 年 11 月 15 日。

患儿几天来，午后一直出现低热，身痛无汗，鼻塞流涕，怕冷，乏力，曾在该区医院就诊，诊断为病毒性感冒，给予对症治疗，具体用药不详，用药后症状可缓解，但复又出现低热，症状反复出现，随来就诊，刻下症：体温 37.9℃，发热前有恶寒、怕冷之象，手足尖微凉，流涕鼻塞，面白、乏力、纳差、渴不欲饮、小便清长、大便溏、舌质淡苔白，脉细稍无力。证属体虚外感，邪遏于表，宣散不透，治疗以益气解表，透邪调中，方用参苏饮。

太子参10克，苏叶10克，葛根10克，前胡10克，陈皮3克，半夏3克，枳壳3克，焦三仙各10克，板蓝根10克，生牡蛎15克(先下)，浙贝5克，柴胡6克。

三剂，每日一剂，早、中、晚饭后半小时服用。

二诊：服上药后，身热退，形寒肢冷已解，纳食渐好，颌下淋巴结变小，舌质淡，苔薄白。处方如下：

太子参10克，苏叶10克，葛根10克，前胡10克，陈皮3克，半夏3克，枳壳3克，焦三仙各10克，生牡蛎15克(先下)，浙贝5克。

三剂，体温正常，诸症悉除。

病案2 陈某，女，5岁，初诊日期：2006年3月30日。

患儿属于易感儿，体质较差，昨日感受风寒，出现流涕，咳嗽，腹痛，恶心，呕吐一次，大便稀，一天便3次，时时欲呕。今晨急来门诊就诊。刻下症：精神倦怠，面色苍白，咳嗽，头痛，流涕，恶心呕吐，大便稀，腹痛，舌质淡舌苔白，脉象缓。诊断：感冒(胃肠型感冒)。证属于：感受风寒，表里同病。治疗扶正益气，消导和中，参苏饮加减。

太子参10克，紫苏叶10克，橘皮3克，半夏3克，桑叶10克，前胡10克，桔梗3克，苏子3克，神曲10克，木香3克，葛根10克，姜皮1克，

7剂，水煎服，每日1剂，早中晚饭后半小时服用。

二诊：用药后，精神好转，头痛消失，无腹痛，不再恶心呕吐，咳嗽减轻，舌苔白，脉象缓。清除余邪，再服原方。

太子参10克，橘皮3克，半夏3克，枳壳3克，炒白术10克，桔梗3克，苏子3克，茯苓10克，枇杷叶10克，前胡10克，大枣5枚，生姜2片。

按：此例患儿为虚人外感夹滞，表里同病，不是单纯的体虚外感，治疗必须扶正达邪，表里双解，才能切合病机。

2. 肺炎

病案 季某，女，3岁，初诊日期：2005年3月4日。

患儿10天前，开始常出现发热，体温39.5℃，咳嗽，流清涕，及时就诊收入院治疗，当时可见：精神差，面色红，呼吸气促，鼻翼煽动，咳嗽，咳痰不爽，小便黄，大便正常。查体：体温39.2℃，咽部稍红，双肺听诊可闻及细小水泡音，以右肺较明显，检查见：白细胞 16.5×10^9，中性粒细胞0.62，淋巴细胞0.38，X光片见双肺纹理增粗，可见细小斑片状影，以右肺明显。诊断为：支气管肺炎。给予吸氧，抗炎，化痰，退热等对症治疗。1周后症状有所改善，未出现鼻翼煽动及呼吸急促，但体温仍波动不稳，咳嗽加重，咳痰不爽，不思饮食，大便呈稀水，每日便4~5次，

舌苔白而腻，脉象细弱。家长慕名来求诊。诊察患儿，考虑为病久体虚，湿痰内蕴，肺气失宣，治疗以扶正气，肃肺化痰，方用参苏饮加减：

太子参10克，紫苏叶10克，橘皮3克，半夏3克，枳壳3克，五味子10克，桔梗3克，苏子3克，炒莱菔子3克，干姜1克，大枣5枚。7剂，水煎服，每日1剂，早中晚饭后半小时服用。

二诊：用药后，身热已解，精神好转，食欲振奋，咯痰爽利，咳嗽减轻，舌苔白，脉象缓。再服原方。

太子参10克，杏仁10克，橘皮3克，半夏3克，枳壳3克，桔梗3克，苏子3克，炒莱菔子3克，枇杷叶10克，前胡10克，大枣5枚，生姜2片。

按：本例患儿，初期本属于感受风寒，肺气郁闭，水液输布无权，凝聚为痰，痰阻气道而咳嗽，本应投以辛温开肺之剂，但却过早使用寒凉药物，乃致患儿阳虚体弱，痰湿内生，复感外邪，所以必须给予扶正达邪，表里双解，才能对症治疗，太子参、干姜益气温阳；苏叶表散外邪；枳壳、桔梗开提肺气；苏子、炒莱菔子、橘皮、半夏降气化痰止咳。7剂后症状平息，继续以益气理脾和中调之，诸证悉除。

第三节 关于小儿发热的临床认识

小儿发热，是一个证候，也是病邪与机体正气相对抗的表现，儿科很多疾病中都是以发热的证候出现。故《证治准绳·幼科》云："小儿之病，惟热居多"。发热证候，在整个疾病的发展过程中，有由表入里的；也有由里出表的；有虚中夹实；有内真寒而外假热的；又有里真热而表有假寒之象，病情复杂，变化很多，临床上须仔细辨证表里虚实。古代医家认为小儿发热，脏腑方面有五脏热，在病因方面有风、湿、痰、食的不一，在性质方面有阴阳浮陷的差异。

而我们在临床上习惯将发热分为外感和内伤两大类进行辨证论治，下面我们就来谈一下关于小儿发热的具体证型及治法。

一、小儿外感发热

其特点是发病急，病程短，病势浅，发热与恶寒同时伴见，外邪不除，身热不退。或有身疼，无汗或汗出恶风，舌苔白，脉象浮等症状。热在外者，多因外感时邪而得，受四时之气影响，发热有伤风发热，伤寒发热，伤暑发热之分。亦有疱疹发热，疟疾发热；偶有受惊后发热及邪气未尽的余热。

1. 伤风发热
临床症状：汗出恶风，鼻塞流涕，打喷嚏，舌苔白，脉象浮。
病因：感受风邪，卫外不固。
治疗：疏风解肌以退热。
方药：柴葛解肌汤或葱豉汤。

柴胡 5 克，葛根 10 克，升麻 3 克，荆芥 10 克，豆豉 10 克，白芷 10 克，葱头 2 个，桔梗 3 克，薄荷 3 克（后下）。

使邪气从汗解。需注意：体虚者不可过汗。《幼科全书》云："如伤风发热，又吐又泻者，不可发散，此脾家虚怯也"。

2. 伤寒发热

临床症状：身热无汗，恶寒，十指稍冷，烦闷，身疼，呵欠频作，呼吸气粗，舌苔白，脉象浮紧，指纹色红。

病因：外感寒邪，腠理闭塞。

治则：散寒祛邪（辛温表散，通达腠理）。

方药：麻黄汤或荆防败毒散。

荆芥 10 克，防风 10 克，羌活 10 克，苏叶 10 克，升麻 3 克，柴胡 5 克，前胡 10 克，枳壳 3 克，桔梗 3 克，牛蒡子 9 克，葛根 6 克。

3. 伤暑发热

临床症状：见于夏季，身热自汗，心烦口渴，困倦思睡，手足微凉，小便短赤，舌苔白，脉象虚数。

病因：冒受暑热，取凉太过。

治则：清暑益气。

方药：清暑益气汤。

汗多者加黄芪。正如《幼科全书》云："夏日汗出当风，以致于身热汗不止者，此名暑风，用四君子汤加麻黄根、黄芪以祛其风，次用益元散，以清其虚"。

4. 出疹发热

临床症状：发热恶寒并见，热持续，状似感冒，打喷嚏流涕，双目赤羞明，眼睑浮肿，咳嗽头痛，呵欠频作，吐泻伴见，手足发凉，舌苔白，脉象数。

病因：外感时邪，内蕴伏热之毒。

治则：解肌透疹，宣毒发表。

方药：升麻葛根汤加减。

升麻 3 克，葛根 6 克，牛蒡子 10 克，银花 10 克，连翘 10 克，桔梗 3 克，荆芥 10 克，防风 10 克，炙甘草 3 克，淡竹叶 10 克。

5. 惊风发热

临床症状：身热，面青自汗，心悸抽搐，手足掣缩，脉数烦躁，癫叫恍惚。

病因：外感时邪，内蕴痰热，痰感惊风，热感生风。

治则：清热化痰镇惊

方药：凉惊丸加减。

龙胆草 3 克，防风 10 克，代蛤散 10 克（包），钩藤 6 克，黄连 1.5 克，陈皮 3 克，半夏 3 克，竹茹 6 克，寒水石 10 克。

6. 营卫不和发热

临床症状：忽寒忽热，或汗出恶风，乏力，舌质红舌苔薄白，脉细无力。

病因：体弱久病后，感受外邪，营卫不和，腠理不固。

治则：调和营卫。

方药：桂枝汤加减。

7. 外感余热

《证治准绳·幼科》云："余热者，谓寒邪未尽，传经之遗热也"。可见外感余热就是发热经过治疗后，余邪留恋不解，或者热退又复热者。其病理可认为是：表里俱虚，阳浮于外，阴伏于内，故遗热不退。其治疗当以和胃气为主，使阳敛归内，不可再用凉药或解表攻里，图伤正气，寒邪冰伏于内，出现热余甚而不解，当以温平之药和解。如白术散加扁豆、六一散。①若余邪日久，汗多烦者，喜热饮，纳差，脉缓者，此为寒盛阳虚，治宜温阳益气，可用真武汤加减，不要因为小儿为纯阳之体而有所顾忌。②过用汗法后，出现血虚，而热宜甚者，六神散加粳米。③过用汗法后，出现气虚，而恶寒发热者，用补中益气汤。④过用汗法后，出现阴虚，阳无所用，用四物汤加黄芪。⑤过用汗法后，出现阳虚，阴无所用，用四君子汤加当归、川芎。

二、小儿内伤发热

（一）小儿内伤发热的特点及形成因素

1. 小儿内伤发热的特点

发病缓，病程长，但热不寒或畏寒，取其衣被则畏寒可解。热势时作时止，多有手心热甚于手背，胸腹热甚于头背。虚证多余实证，单纯的运用发汗解表，苦寒泄泻的药物，是很难奏效的。

2. 小儿内伤发热的形成因素

（1）病邪的属性和部位有关。如寒湿、湿热、痰饮、瘀血其有收引、凝滞、阻遏的特性，属性偏寒，故热象不旺，病势缠绵。

（2）与整体虚损有关：尤以平素体质虚弱的小儿，常可导致脏腑虚损，气血阴阳生化障碍而发生虚热。

（3）与机体功能失调有关。

（二）小儿内伤发热的类型

1. 伤食发热

症状：掌心腹部发热，胸脘部痞闷，腹胀，嗳气，纳差，面黄，烦躁不寐，大便臭，舌苔黄而腻，脉弦滑，指纹紫滞。

病因：过食导致脾胃运化失职，升降功能失调，乳食停滞，蕴生湿热。

治则：保和丸加减。

陈皮3克，连翘10克，茯苓10克，半夏3克，炒莱菔子3克，木香3克，枳壳3克，郁金6克，焦三仙各10克。

若体质壮实者加大黄以攻下。

痰多泛恶者用半夏泻心汤：黄连1.5克，黄芩10克，半夏3克。

腹痛便溏者加太子参10克，炒白术、芍各10克，茯苓10克，炙甘草3克。

2. 疳积发热

症状：发热形瘦，口干多渴，异嗜癖，心下痞闷，好食泥土，肚腹坚硬作痛，头大颈细，时有吐泻，舌苔黄而腻，脉弦滑。

病因：乳食不节，脾胃损伤，喂养及各种急慢性疾病之后，过伤脾胃之阴，耗损气血所致。病机：亡津液，生内热。

治则：消疳理脾汤加味。

三棱5克，莪术5克，青皮3克，陈皮3克，槟榔5克，川黄连1.5克，使君子6克，焦三仙各10克，灯心草1克。

体虚：人参、炒白术。

3. 阴虚发热

症状：午后低热，手足心热，颧红，烦躁易怒，心悸盗汗，口干引饮，大便干燥，舌苔剥脱，脉象细数。

成因：小儿热病最易化燥伤阴，而出现阴虚之象。

治则：滋阴清热。

方用：青蒿鳖甲汤或清骨散。

青蒿5克，炙鳖甲15克（先下），知母10克，生地10克，丹皮10克，银柴胡5克，南沙参10克，黄芩10克。

4. 血虚发热

症状：面色不华，劳累后发热，头昏体倦，心悸怔忡，指甲甲错，舌苔白，脉细无力。

成因：出血后，不能生养荣血，以致血虚心神失养，心火炽盛而出血。

治则：补血益气。

方药：人参养荣汤。

人参5克，黄芪15克，炒白术10克，炒白芍10克，当归10克，炮姜10克，干藕节15克。

若血虚发热在大量失血后，可用当归补血汤加生牡蛎，补血潜阳，引阳归阴。此外《幼科全书》认为小儿夜热，亦为血虚之证，以人参当归散。

5. 气虚发热

症状：面色无华，倦怠无力，形寒自汗，气少懒言，食后饱胀，易感儿，舌苔白，脉濡细无力。

成因：脾胃虚弱，谷气不得升浮，中焦之阳而下陷，阳陷于下，中焦空虚，使虚阳外越，呈现热象。

治则：甘温除热补其中气。

方药：补中益气汤或黄芪健中汤。

目的在于脾气健运，升降复则阴阳自调。湿困脾胃，胸闷纳少者去当归10克，白术加苍术、木香；盗汗或汗多加生牡蛎、浮小麦。

6. 阳虚发热

症状：形寒发热，头晕发热，气少懒言，纳差便溏或完谷不化，小便多，食后饱胀加重，舌淡胖嫩，脉沉细无力。

成因：脾胃虚弱，谷气不得升浮，中焦之阳而下陷，阳陷于下，中焦空虚，使虚阳外越，较气虚进一步发展。

治则：温阳益气。

方药：真武汤加理中汤。

黄芪15克，炒白术10克，炒白芍10克，当归10克，附片3克（先下），人参5克，干姜1克，防风10克，桂枝3克。

7. 气郁发热

症状：以午后发热多见，或时寒时热，心烦易怒，心悸盗汗，口苦口干，体倦无力，舌红舌苔白，脉弦滑。

成因：小儿脾经内蕴湿热，肝失其疏泄，郁而化热。

治则：四逆散或丹栀逍遥散。

丹皮6克，山栀3克，当归10克，芍药10克，柴胡5克，茯苓10克，炒白术10克，黄芩10克。

若湿热内阻，痰湿出现胸闷作呕加半夏、薏苡仁、滑石。

肝气犯胃：旋覆花、代赭石。

8. 瘀血发热

症状：面色萎黄，时有潮热，乏力消瘦，口干欲饮漱水，舌有紫斑或暗红，脉涩。

成因：气滞日久，气病及血，瘀而化热，熏蒸肌肤。

治则：活血化瘀，清解郁闷热。

方药：血府逐瘀汤。

柴胡5克，大白芍10克，枳壳5克，炙甘草3克，桃仁10克，川芎6克，当归10克，生地10克，牛膝6克，桔梗3克。

三、小儿发热的热型分类

以上介绍了小儿内伤与外感发热的几种证型，这是传统中医对于小儿发热的基本认识，在临床中我们结合实际情况辨证，灵活用药，如《证治准绳·幼科》云："诸证得之，各有所归……宜随其轻重而处之，……虽病发热，误发其汗"，不可概用汗法，应审证求因，灵活施治，下面我们来介绍一下小儿发热中的几种热型。

（一）五脏热

肝热：目中青，左颊赤，多怒多惊，守寻衣领，寅卯时宜甚，治疗泻肝清热，泻清丸加减；心热：目中赤，额上先赤，心胸烦热，口中气热，睡中咬牙，掌中热。

巳午时宜甚；脾热：目中黄，鼻先赤，身热饮水，遇夜甚，肚腹膨胀，泻脾散或五苓散加泻黄散；肺热：目中混白，右颊先赤，饮水壮热，咳嗽唇红，日晡热甚，轻者泻白散，重者凉隔散；肾热：目无睛光，白睛多而羞明，颌下先赤，两足热甚，不喜衣被，夜间热甚。

（二）壮热

其发病机制，如《诸病源候论·壮热候》云："小儿壮热者，是小儿气血盛，五脏生热，熏发于外"。

小儿壮热须辨阴阳表里，才能给予恰当的治疗。

1. 表证壮热

外感病其，均有恶寒的现象，随之发热，恶寒越重，发热越重，有一份恶寒，便有一份表证；邪在太阳表分，辛温解表可用麻黄汤或荆防败毒散；邪在卫分，当辛凉解表，用银翘散加减，有身热咳喘的用麻杏石甘汤加减。

表证壮热伤寒少见，以温病居多，故治疗发汗为主。

2. 里证壮热

表邪入里化热，病在气分。

（1）阳明气热：壮热，但热不寒，汗出，口渴喜冷饮，烦躁，小便黄，舌质红，舌苔白腻或黄腻，脉象洪大而数，白虎汤加减。

（2）阳明腑实：壮热汗出，大便秘结，腹胀痛拒按，舌苔黄腻或黑而有芒刺，脉象滑数。可用大承气汤，攻下泻热。

（3）气血两燔：壮热不退，狂躁，谵语，口气臭秽，舌质红绛而干，舌苔黄燥，此为热入营血，严重者可伴发斑疹出现，治疗可用犀角地黄汤。

3. 半表半里

病程长，传变慢。

（1）邪传三焦：热多寒少，口苦心烦，舌苔微腻，邪半表半里，吴又可云："此证不在经，汗之徒伤表气，热亦不减。有不可下，此证不在里，下之徒伤胃气，其渴会甚"。故汗、下法均为忌。治疗以"和"为主，芳香化湿，和解表里，蒿芩清胆汤加减；热不退加生石膏；小便黄赤加茯苓；恶心加半夏、竹茹。

（2）湿阻膜原：壮热增高，胸痞呕恶，脉滑，舌苔白腻。

成因：湿热遏伏。

治则：分消上下。

方药：三仁汤。

壮热不退加生石膏；腹胀痞满者加大腹皮；小儿半表半里，不一定火毒很重，主要以化湿为主，贵为"和"解。

（三）潮热

热有作止，应时而发，如潮水之不失其期，称潮热，此由感受邪气，导致血脉凝滞，不能流通所致。如早晚发热，如潮水应时，此为胃热，以清胃散加减治疗；如日中发潮热者，此为心虚做热，肝为心之母，治宜先补其肝，可用六味地黄丸加减，后用泻心汤加味。

（四）烦热

心烦不安，四肢湿，小便赤涩，可用导赤散加麦冬、山栀治之。

（五）骨蒸热

身热癫狂，遇晚而发，盗汗可用参苓白术散。

综上所述，发热，实际为疾病的一种反应，小儿稚阳之体，阳气旺盛，易出现发热，一般来说，实热为多，虚热为少，但小儿的特点是易虚易实，加之，易化火化燥伤阴，虚实转化很快，临证时表里虚实，外感、内伤疑似之间，不可不辨。表热必兼恶风寒，头痛、身痛等；而里热必兼恶热、口渴、唇红、大便干、小便赤。表热俱有自汗，但里热自汗不恶风寒；表热手背热手心不热，里热食积手心热，手背不热，阳虚、食积、瘀血都以夜间发热为主。

病案1 杨某某，男，4岁，初诊日期：2006年3月21日。

患儿反复发热3天，热势忽高忽低，热高时手足厥冷，服用西药退热药，体温可暂时退至正常，但不久又升起，起伏不定，今晨来门诊就诊。刻下症：精神不振，面色红，发热体温39.5℃，肢厥，口渴欲饮，肚腹发热，微咳，小便黄，大便干燥，舌苔薄白，脉象弦数。

中医诊断：发热。证属：外邪入侵，卫气失达，内夹食滞，热闭于内，阳气被郁，不得外泄，治疗当以泄热和阴，通阳达邪主之，宗四逆散加味。

山栀3克，柴胡10克，枳实3克，赤芍6克，生甘草3克，黄芩5克，滑石10克（包），薄荷3克（后下），芦根15克，焦三仙各10克。

另：小儿退热散1包，冲服。

5剂，水煎服，每日1剂，少量频服。

二诊：药后，身热已解，诸证减轻，手足转温，肚腹仍满，舌苔薄白，脉弦，肺胃余热未清，中焦脾胃受纳无权，给予清肺胃余热，健脾和胃。

太子参 10 克，茯苓 10 克，炒白术 10 克，炙甘草 3 克，陈皮 3 克，半夏 3 克，木香 3 克，砂仁 2 克，连翘 10 克，厚朴 3 克，焦三仙各 10 克，炒谷麦芽各 10 克。

按： 治疗小儿发热，首先辨清表里虚实，加以施治，但对阴阳方面，也不可忽视，阳虚发热及阳郁发热的病例较多见，阳虚发热辩证并不困难，惟有阳郁发热经常被忽视，因此必须掌握其辨证的关键；①发热多日，虽热，病机不全在表。②身热肢厥，其厥逆程度不很严重。③热虽高但不似里热那样炽热，所以，在治疗上因阳邪被郁，解表不合适，清里也不相适宜，惟有和解一法，较为恰当，故选四逆散加味，往往效果非常好，一剂知，二剂已，但需掌握"外无可散之寒，内无可下之热"的情况。

病案 2 李某某，男，8 岁，北京人，初诊日期：2005 年 11 月 1 日。

患儿三年中，每个月发热 1 次，体温波动于 38.0℃～39.0℃之间，多次打点滴，方能退热，但总于月初症状复发，此次又开始出现发热，家长慕名找到我，欲求中医来调治，刻下症：发热四天不退，体温 39.0℃，中午发热，四肢发凉，周身困乏，纳食差，舌苔淡黄，脉象数无力。

中医诊断：发热。证属于：阴不敛阳，阳浮发热之象，治疗当潜阳泄热，佐以解肌发表，调和阴阳。桂枝汤加味。

桂枝 10 克，大白芍 10 克，炙甘草 3 克，生姜 2 片，大枣 5 枚，陈皮 3 克，半夏 3 克，黄芩 10 克，生石膏 25 克（先下）。5 剂，水煎服，每日 1 剂，早中晚饭后口服。

二诊：药叠进 2 剂后，热势基本退去，手足温暖，乏力减轻，5 剂后体温未在升起，给予巩固治疗，以防复发。

柴胡 10 克，枳实 3 克，赤芍 6 克，生甘草 3 克，陈皮 5 克，半夏 5 克，薄荷 3 克（后下），芦根 15 克，焦三仙各 10 克。

7 剂量，水煎服，每日 1 剂，早中晚饭后口服。半年内随访，患儿未再出现过发热，病告已愈。

按： 本案以中午发热，四肢发凉，脉象数无力，证经时间长，显示一派阳浮不藏之象，采用桂枝汤既能解肌发表，又能调和阴阳。陈皮、半夏有化痰健胃和中之功。

病案 3 徐某，女，7 岁，初诊日期：1964 年 3 月 14 日。

患儿证经两年，经常出现低热头晕，肌肤灼热，大便干燥，曾多方诊治，原因未果，治疗无效，刻下症：低热体温 37.5℃，昨晚头晕加重，纳食不佳，偏食，形瘦，腹胀，二便正常，舌苔薄白。

中医诊断：发热。证属于：中气虚弱，清阳不振，布护失司，阳虚生热。治疗甘温除热，补中益气汤。

党参 10 克，黄芪 10 克，炒白术 10 克，茯苓 10 克，升麻 3 克，柴胡 5 克，当归 10 克，陈皮 3 克，炙甘草 3 克，干姜 1 克，煨姜 2 片。

二诊：进甘温除热之剂，头晕未作，身热和，精神转佳，夜寐安和。二便正常，舌苔薄白。再拟原方。

党参 10 克，黄芪 10 克，炒白术 10 克，茯苓 10 克，升麻 3 克，柴胡 5 克，当归 10 克，陈皮 3 克，炙甘草 3 克，小红枣 5 枚，生姜 2 片。

病案 4 崔某，男，10 岁，初诊日期：1963 年 2 月 10 日。

患儿每于午后出现低热，已多日未解，咽红，干咳，时时泛恶，心烦且悸，晚上口渴加重，曾在儿童医院疑为肺炎，叠用抗生素，自服桑菊片，症状无改善，舌苔水黄，脉象细数。

中医诊断：发热。证属于：外邪束肺，肺气不宣，上逆为咳，由于日久化热，热灼阴虚，虚而生热。所以低热不解，治疗当以养阴清热，佐以止咳。

青蒿 10 克，炙鳖甲 12 克（先下），银柴胡 5 克，南沙参 6 克，黄芩 10 克，白前 5 克，白薇 5 克，杏苡仁各 10 克，炙枇杷叶 5 克，生地黄 10 克。

另：二母宁嗽丸 4 粒，早晚各 1 粒。

二诊：服药后 3 剂以后，低热已不明显，咳嗽爽利，心烦口渴均解，苔白，脉数。再拟原方增减，以竟全功。

青蒿 10 克，炙鳖甲 12 克（先下），银柴胡 5 克，胖大海 6 克，川贝母 5 克，炒谷麦芽各 10 克，黄芩 10 克，杏苡仁各 10 克，炙枇杷叶 5 克，生地黄 10 克。

另：二母宁嗽丸 4 粒，早晚各 1 粒

病案 5 廉某某，男，5.5 岁，初诊日期：2006 年 2 月 24 日。

患儿 2 天前，因在户外玩耍时间过长，感受风寒，晚上回家后开始出现流清涕，发热，轻微咳嗽，手脚发凉，咽红，恶风寒，自服感冒药，不再流涕，但发热仍不退，于今日前来门诊就诊，刻下症：发热，体温 38.8℃，精神稍差，咽红，恶风寒，纳谷不香，苔白脉浮。

中医诊断：感冒发热。证属于：风寒邪气，郁于表分。治疗辛温散寒，疏风解表。

银花 10 克，连翘 10 克，荆芥 10 克，薄荷 3 克，豆豉 10 克，桂枝 5 克，陈皮 3 克，半夏 3 克，枳壳 3 克，焦三仙各 10 克，川郁金 5 克，葱头 3 个，生姜 2 片。

3 剂，水煎服，每日 1 剂，少量频服。

二诊：药后，发热已退，诸均改善，病已愈。

病案 6 周某某，女，5.5 岁，初诊日期：2005 年 6 月 4 日。

患儿发热两周，腋下皮疹通红，双手皮肤剥脱，腹痛，曾在某医院治疗，症状稍缓解，于今日慕名前来求医治疗，刻下：精神差，脾气急躁，发热，体温波动于37.4℃～38.5℃之间，咽红，腹痛，唇红，鼻塞，舌质红舌苔黄，脉象数。

中医诊断：疱疹发热，证属于温邪郁蒸肺胃，风热郁于营卫，治疗当以清解肺胃余热，佐以疏风和营。

黄连1.5克，蝉衣3克，僵蚕10克，山栀3克，炒白蒺藜10克，芦根15克，生石膏25克（先下），川楝子10克，元胡10克，稻芽10克。5剂，水煎服，每日1剂，早中晚饭后服用。

二诊：药后得汗，身热已解，皮疹消退，腹痛消失，脾气平和，此属营卫通调，原方继服用3剂。

黄连1.5克，蝉衣3克，僵蚕10克，山栀3克，炒白蒺藜10克，芦根15克，生石膏25克（先下），川楝子10克，元胡10克，稻芽10克。

病案7 谭某某，女，8岁，初诊日期：2006年2月24日。

患儿因感受风寒后出现反复高热一周，烦躁，曾在儿童医院就诊，用药后，热势退后复又升起，流涕鼻塞症状消失，但发热症状未消失 ，并出现每于日晡潮热，定期发作，纳食后脘闷胀痛，今日前来门诊治疗，刻下症：精神不佳，困倦乏力，日晡潮热，口唇焦红，大便干燥，夜卧不实，舌苔白腻。

中医诊断：发热（阳明）。证属于：饮食失节，中焦失运，湿热内生，又复感受外邪，入里化热。治疗适宜清导和中，表里双解，方用凉膈散加减。

风化硝5克（化服），制军10克，山栀3克，连翘10克，薄荷3克（后下），牛蒡子10克，生甘草3克，生石膏25克（先下），柴胡3克，黄芩10克，瓜蒌10克，槟榔3克。

3剂，水煎服，每日1剂，早中晚饭后服用

二诊：药后身热已解，精神振奋，大便干燥缓解，可每日行1次，纳食稍好，时有干呕，仍偶有纳食后脘闷胀痛现象，舌苔白，脉象数，湿热积滞尚未完全尽解，原方续用加川郁金、六一散，减生石膏、柴胡。

风化硝5克（化服），制军10克，山栀3克，连翘10克，薄荷3克（后下），牛蒡子10克，生甘草3克，黄芩10克，川郁金5克，六一散10克（包），瓜蒌10克，槟榔3克。

3剂，水煎服，每日1剂，早中晚饭后服用。

病案8 刘某，女，12岁，初诊日期：1965年3月5日。

素有头痛、恶心、呕吐之疾，时有发作，昨天下午开始觉恶寒，继而出现高热，伴有头痛恶心，微有咳嗽，口干作渴，欲饮冷饮，心中烦躁，家长认为感冒，自购羚翘解毒丸及APC服用后身得大汗，而寒热不解，刻下体温39.0℃，心烦泛恶，面黄不华，大便日行2次，稍稀软，小便正常，舌苔薄白而干，脉象弦滑数，血常规：

白细胞 25.4×10^9／升，中性粒细胞 93%，淋巴细胞 7%。

肝亢土虚之体，因感表邪，内传少阳，故午后寒热交作，表散之后，内热未撤，是以恶寒虽罢，热烦不已。根据证情分析，既已发汗，表散非宜，外证未瘥，清里尚在禁忌，先拟和解治之，以撤半表半里之邪，宗小柴胡汤加石膏汤。

柴胡 5 克，黄芩 5 克，清半夏 5 克，炙甘草 3 克，生姜 3 片，生石膏 25 克（先下），大枣 3 枚，党参 5 克。

二诊：昨天进小柴胡汤加石膏汤后，下午 4 时后感觉心中烦躁不适，1 小时后入睡，渍渍汗出，至 7 时身凉烦解，10 时继续服用两煎，一夜熟睡甚安，今热降烦除，恶心呕吐恶寒均止，惟有心中尚感懊烦，口干作渴，欲饮冷饮，饮食二便正常，舌苔薄白而干，舌尖红，脉象弦滑数，此为上焦宣通，胃气和畅，病已向愈之佳兆，但中焦内蕴之热，尚未尽除，故心中尚感懊烦。复查血象：白细胞 15.8×10^9／升，中性粒细胞 89%，淋巴细胞 9%，单核细胞 1%，嗜酸性粒细胞 1%，较昨日已趋下降，可见前方。甚合病机，效不更方。再从原意加栀豉以解心中懊烦。

柴胡 5 克，黄芩 5 克，清半夏 5 克，炙甘草 3 克，生姜 2 片，生石膏 25 克（先下），大枣 3 枚，党参 5 克。山栀 3 克，淡豆豉 10 克。

三诊：隔日未视，身热以解，体温 36.6℃，眠纳均佳，今日复查血象：白细胞 9.1×10^9／升，中性粒细胞 77%，淋巴细胞 19%，单核细胞 4%，惟有舌红少苔，脉来细数，汗多口渴，尚欲冷饮，次热病之余，气阴两伤之证，治再清热益阴，生津止渴，拟以竹叶石膏汤加减。

淡竹叶 5 克，生石膏 25 克（先下），南沙参 5 克，麦冬 6 克，生甘草 3 克，淡竹茹 3 克，生麦芽 10 克，鲜芦根 30 克，香稻芽 10 克。

按： 小柴胡汤加石膏汤，治疗小儿发热，有药到病退之功，解热之速，尤其出人意料，去年治疗某肺炎患者，多次运用麻杏石甘汤加味，喘咳已轻，惟有身热不退，后经胡希恕老先生运用小柴胡汤加石膏汤，据其母刘某观察其奏效之速，竟在服药 20 分钟的时间身热即退，毫无副作用。现经临床观察，疗效确凿，但是，用时必须掌握其要领，正如案中辩证所云："既已发汗，表散非宜，外证未瘥，清里尚在禁忌"的情况下，方为合拍。因为小柴胡汤是主要的和解方剂，只有邪气在半表半里之时，方才适用，加石膏的目的，主要是协助黄芩清半里之热，用量的多少。对退热起到很大的作用。

第四节　小儿夏季热

又称暑热证，一般是指婴幼儿在暑天发生的特有的季节性疾病，临床以长期发热，经久不退，同时可见口渴、多饮、多尿、少汗或不出汗为主要特征，在我国南方及临海地区较多见，习称"小儿夏季热"，中医称为"小儿疰夏"。好发年龄 6 个月～3 岁，有明显的季节性，集中于 6、7、8 三个月，与气温的高低有关，气温愈高，病情加重，此证如无并发症，一般预后良好，大部分患儿到秋凉后，发热会自行消退。

一、病因病机

夏季气候炎热，小儿体质薄弱，不耐暑热，为暑气所伤，内侵肺胃。因热邪内闭，故出现肌肤灼热内闭而无汗，暑热内蕴灼伤肺胃之津，则内热炽盛，出现发热口渴多饮。

暑邪系由口鼻而入，首先犯于肺胃，暑多夹湿，湿之为病，多伤脾，日久化热，津液必伤，津液耗伤，加之气虚，往往出现热邪羁留而不易退。暑湿伤脾，中阳不振，气虚下陷，气不化水，使水液下趋而尿多。

二、临证表现及治疗

本证的发热以暑天起病，随气温而上升，热期可达 1～3 个月，波动于 38℃～40℃之间，汗闭或仅有头汗出，尿多饮多或随饮，其他情况较好，有时伴有食欲减退，很少有惊厥。

治疗小儿夏季热，适宜清解透热，给予益气生津，清暑泄热，作为基本原则。肺气为暑热所伤，腠理闭塞，故高热而无汗，所以治疗以宣肺泄热为主，但不可过用苦寒，以免伤阴，加速内热炽盛，暑热在初、中期大都热重于湿，所以当以清宣解热，佐以芳香化湿之品，病至后期，湿热加重，脾胃虚弱，故当以益气生津，加以芳香化湿。

但应注意益气生津不可过用滋腻碍胃之品，当以甘润为主，因暑热之证，病久，易耗正气，久热易伤阴，出现气阴虚两亏，故在用药方面当谨慎。

病案 张某，女，2 岁，初诊日期 2001 年 8 月 15 日。

患儿出现高热已两周，缠绵起伏，晨起体温可稍降，夜间热又复升。汗少，尚能饮水，体温最高为 39.3℃，烦躁，尿多，热降后，仍能玩耍嬉戏，舌质淡舌苔黄腻。诊断：小儿夏季热，证属于：暑热夹湿。治疗：芳香化湿，清利暑热。方用：新加香薷饮加减

香薷 3 克，银花 10 克，连翘 10 克，黄芩 10 克，生石膏 15 克（先下），藿香 10 克，山栀 3 克，厚朴 3 克，豆豉 10 克，焦三仙各 10 克，内金 10 克，淡竹叶 10 克。

7 剂，水煎服，每日 1 剂。

二诊：体温渐降，舌苔较前好转，开始周身汗出，小便利，大便尚可，可给予清解余热，佐以化湿益气，改用李东垣清暑益气汤治疗

太子参 10 克，黄芪 15 克，炒白术 10 克，生、熟薏米各 15 克，茯苓 10 克，六一散 10 克（包），黄芩 10 克，知母 10 克，石斛 10 克，芦根 15 克，淡竹叶 10 克，牛蒡子 10 克，扁豆 10 克。

按：本证属于暑热夹湿，初诊给予宣散透泄，佐以化湿，香薷芳香辛散，为治暑月发热发汗的主药，藿香芳香化湿，解暑而不燥，银花、连翘宣散风热，石膏除烦解热，对于高热不退，黄芩、淡竹叶清热除烦，山栀清解三焦之热。二诊：以化湿除邪为主，太子参、黄芪益气为主，白术、茯苓、炙甘草补脾益气，扁豆、生熟薏米健脾化湿，除湿热。

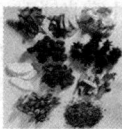

第三讲

小儿咳喘

小儿咳喘是儿科临床多发和常见的呼吸道疾病，一年四季都可发生，以冬春季多见。

第一节　小儿肺炎喘嗽

小儿肺炎喘嗽是一种儿童多发且常见的呼吸道疾病，临床表现为发热、咳嗽、气喘伴见颜面苍白，甚则出现紫绀、喘憋、鼻翼煽动等证。

一、病因病机

中医认为小儿肺炎喘嗽为外感风邪所至，属于温热病的范围。叶天士："温邪上受，首先犯肺"。肺为娇脏，司皮毛开阖，主一身气化，通调水道。下输膀胱，其性能以下降为顺，上行则逆。今邪气闭阻于肺，肺气失宣，故临床表现则为发热，咳嗽气急。肺气郁闭则水液输化无权，留滞肺络，凝而为痰；或温邪化热，热甚则灼津成痰，痰随气逆所以喘咳痰多，甚至痰鸣辘辘。凡喘有声便是痰，痰壅气盛便是喘。喘与痰在病理上关系密切。本病既由外邪侵犯于肺，使肺气郁阻，日久生热，肺热熏蒸将津液变为痰浊，痰热闭阻肺络，壅塞气道，使肺气闭塞不通，因而上逆。痰为百病之源，诸喘皆为恶候证，所以在疾病的过程中，由于温邪的侵袭，容易出现伤阴的证候。若正气不足，而致邪毒内陷，便出现各种危重的证候。由于小儿体质柔弱，更易变生他证。

二、辨证施治

对于肺炎的认识归纳起来原因为外感风邪，蕴服内热，其基本属于温热病的范畴，其机制为外邪犯肺，使肺气郁结不宣，出现肺气闭塞，水液凝聚，炼液为痰，痰阻肺络，不得宣通，因而上逆所致。抓住热、痰、喘几个主要因素来解决问题，辨清寒热虚实，抓住肺炎的每一阶段，积极控制病情发展。

（一）邪在肺卫

这是肺炎的初级阶段，证情较轻。

1. 风寒犯肺

症见：发热恶寒，头痛无汗，咳嗽气急，口不渴。这是风寒郁闭，肺气不宣，里热不重，治疗以辛温宣肺，化痰止咳，方用麻黄、杏仁、炙甘草以散风寒润肺定喘和中，本方表散风寒力较强，能解肺气郁闭之象。

炙麻黄 3 克，杏仁 6 克，炙甘草 3 克，陈皮 3 克，半夏 3 克，桑白皮 10 克，苏子 3 克。

表寒重加防风 6 克。高热加生石膏 25 克。

2. 风热袭肺

症见：发热重，无汗或微汗，口渴，咳嗽有痰，烦躁气促，舌红苔白或微黄，脉浮数。治疗以辛凉清解，宣肺涤痰，以桑菊饮、银翘散、葱豉桔梗汤选用，他们都有疏郁宣闭，凉以透邪，泄热的作用。

（1）表里热清者，以桑菊饮加减，桑叶、菊花宣散疏风，薄荷疏风解表；连翘、芦根清热解毒，桔梗杏仁开提肺气止咳。

（2）表热较重者，用银翘散加强清热解毒作用，荆芥、薄荷、豆豉透表发汗，芦根、竹叶生津解渴，牛蒡子化痰止咳利咽，发热重加入石膏。

（3）里热重者，以葱豉桔梗汤除烦解渴，葱白、豆豉发汗解表，连翘、竹叶、牛蒡子利水除烦，炙甘草、桔梗清肺利咽。

以上证型中，如痰多者加川贝、桑白皮；热势重加入黄芩、沙参之类药。

肺炎喘嗽主要是温热病，即使初期感风寒，但由于内在温热之邪，往往是先受温邪继为寒闭，成为寒包热之象，由于热多于寒，往往寒从热化。

（二）痰热内羁

这一阶段为肺炎的高峰期，其临床表现高热、呼吸困难、咳嗽而喘，鼻翼煽动、唇绀、口渴、面赤、喉中痰鸣。舌质红苔黄，脉象滑数。这一阶段为热、痰、喘、煽。由于热毒壅盛痰闭肺窍，肺胃同病，治法宣肺化痰定喘，宜首选麻杏石甘汤。

炙麻黄 3 克，杏仁 6 克，生石膏 15 克(先下)，炙甘草 3 克，

痰多加葶苈子、苏子；大便秘结加瓜蒌、川贝。

热重加黄芩；腹胀加炒莱菔子。

小儿肺炎发展到高峰阶段，常表现痰热内羁，症见发热较高，呼吸困难，咳嗽而喘，气急鼻煽，口唇发绀，面赤口渴，喉中痰鸣，标志着热毒壅生，痰闭肺窍。麻杏石甘汤为首选。

喻嘉言说："此证太阳之邪，虽从汗解，然肺中热邪未解，所以热虽少止，喘仍不止。故用麻黄发肺邪，杏仁下肺气，甘草缓肺急，石膏清肺热，邪以足太阳之药，通治手太阴经也。"选用本方治疗肺炎喘嗽，经过临床验证是有效的，关键在于加减。这里顺便说下，从中医角度来讲，每至春温时节发病率较高，虽不能说明是什么病毒或细菌引起的，但确是有一种疫疬之气所引起，故在治疗时特别注意清热解

毒，如银花、连翘、板蓝根等，如有湿热的可用黄芩、黄连、黄柏、栀子等配以炙甘草，更能起到清热解毒的作用。

如果有些小儿肺炎常因外受非时之感，内有壅塞之气，膈有胶固之痰，三者相合引起气动痰开，出现咳逆喘满，发热不高，面色青白，喉间痰如曳据，胸闷胀满，泛吐痰涎，舌苔白腻，脉象弦滑。这类肺气郁阻，痰阻胸络，肺胃失和的证候，虽为痰热内羁，但绝非麻杏石甘汤方能解决，因肺胃同病，必须用豁痰宣肺，苦辛开降，上病中取，可用苏葶丸加芩、连、半夏、干姜、枳壳、郁金开郁宽胸，解中焦之实，宣肺气之闭，常获良效。从中的治法中，尚有虚痰上泛者，表现为面色青紫，喘逆气急鼻煽，喉间痰声辘辘，泛吐痰沫，大便稀溏。治疗宜温振胃阳用苓桂术甘汤加减，疗效也非常好。

肺炎重症患儿，病情比较凶险，来势急爆，迅速出现胸高气急，撷肚抬肩，痰壅如潮，面唇指甲青紫，闷乱烦躁，便秘溲赤，苔黄厚腻或焦黄，脉象滑数。甚至发生惊厥。这是马脾风重证，由于热邪炼液，痰闭肺窍，治疗宜泻热降火涤痰通下，五虎汤加减化裁即炙麻黄3克，杏仁10克，生石膏25克（先下），炙甘草3克。定喘加入绿茶一撮，清神化痰，可以配苏子5克，葶苈子3克增加泻肺定喘之力。此时治疗不宜单用开肺之药，因痰热壅肺，肺气胀满，气机将绝，如果用开肺之药，可以加速肺气闭绝之险，等于扬汤止沸。我们不妨采用釜底抽薪，上病下取的方法，通畅大肠，因肺与大肠相表里，泻之，减轻肺之壅塞，临证可以改善，但不宜久用，以免攻伐太过，宜中病即止。

（三）邪盛正衰

这是肺炎危重阶段，有两种表现—内馅；二虚脱。

1. 内馅

湿热之邪，郁而化火，内陷心肝两经。内陷心经则出现烦躁，神志不清或昏迷、谵语、吐衄血，逆传心包。邪扰肝经，出现惊风、抽搐、颈项强直，角弓反张，肝风内动，两者可同时出现，见于邪正交争剧烈时，如果单纯邪陷心包，可以投入大剂量辛凉解表药，预后良好，伴见肝风内动，一般预后较差。

2. 虚脱

邪正交争，正气衰败时，可出现一派虚寒证候，表现为面色苍白，呼吸困难，喘促烦躁，冷汗淋漓，四肢厥冷，脉细弱，此时为上盛下虚，治疗必须扶阳救逆，附子龙骨牡蛎汤加减。

制附片3克（先下），生龙牡（各）15克，红人参10克，白芍10克，炙甘草3克。

（四）正虚邪留

肺炎发病的恢复期，可表现为肺脾气不足和肺阴虚之象。

1. 肺脾气不足，余邪不解

偶有低热，面黄汗多，精神差，纳呆，痰多咳嗽，可选用六君子汤，伴见流清涕，大便稀溏，可给于参苏饮加减。

2. 肺阴耗伤，余热不尽

面唇红，干咳无痰，盗汗，沙参麦冬汤和泻白散加减。

以上我们详细谈论了小儿肺炎喘嗽的辨证施治，小儿肺炎初期、中期及后期变证阶段，根据本病的主证、兼证、病因、体质等具体情况分阶段辨证施治，在宣肺化痰的同时，必须清热、解毒、保存津液，并防其他变证。临床遣方用药应灵活机动，抓住主证防变证，掌握治疗方法及思路，法有定而方无定，一病必有主方，一方必有主药。有病名同而病因异，有病因同而病证异，有病有主方，各方有主药。学习老师的思路是很重要的。

三、临证医案

1. 宣肺化痰，止咳清热

病案 肖某某，男，5岁，初诊2005年12月16日。

患儿反复咳嗽咯痰五天，发热伴喘促一天，曾与当地医院门诊就诊，给予静脉点滴抗生素，口服止咳药，效果不显，于昨日夜间开始出现发热，并出现喉中痰鸣伴喘促，于今晨随来就诊，刻下症：体温39.3℃，咳嗽，喉中痰鸣伴喘促，咽红肿，双肺可闻及湿啰音以右肺为主，舌质红，脉滑数，诊断为肺炎喘嗽，证属热毒壅肺。痰热闭肺。治疗以宣肺清热，化痰。选用麻杏石甘汤加减。

处方：炙麻黄3克，杏仁10克，生石膏25克（先下），炙甘草2克，苏子5克，芦根15克，淡竹叶10克，黄芩10克，枇杷叶10克，黛蛤10克（包），射干10克，焦三仙各10克。

服用上方三剂，煎取50毫升，少量频服。

二诊：体温基本正常，喘促消失，咳嗽减轻，喉中仍有痰鸣，舌质红苔薄黄。给予苏葶丸加二陈汤加减。

处方：苏子3克，葶苈子3克（包）陈皮3克，半夏3克，茯苓10克，炙甘草3克，枳壳3克，桔梗3克，紫菀10克，焦三仙各10克。

三诊：药后咳嗽基本停止，喉中未闻及痰声辘辘，但双肺仍有少许痰鸣音，痰浊尚未除尽，继服原方五剂加枇杷叶10克，炒莱菔子5克。

苏子3克，葶苈子3克（包），陈皮3克，半夏3克，茯苓10克，炙甘草3克，枳壳3克，桔梗3克，紫菀10克，焦三仙各10克，枇杷叶10克，炒莱菔子5克。

2. 苦辛开降

病案 王某某，男，3.5岁，初诊日期：2005年5月30日。

患儿为易感儿，反复咳嗽咯痰，咳嗽时伴呕吐，呕为痰涎，喉中痰鸣，纳食差，口苦异味，大便偏干。症见：面颊红，咽红，腹胀满，双肺可闻及啰音，舌质红苔黄腻。诊为：肺炎喘嗽。证属湿热内蕴，痰热互结，中焦阻滞。治疗以苦辛开降，清热利湿，化痰消喘为主，选用苦辛汤加减。

黄芩10克，黄连1.5克，干姜1克，半夏3克，杏仁10克，牛蒡子10克，炙杷叶10克，厚朴3克，莱菔子5克，焦三仙各10克。

七剂，水煎取50毫升，每日一剂，频次口服。

二诊：服药后呕吐及喉中痰鸣症状基本缓解，口中异味消失，但仍有咳嗽，纳食差，双肺仍有少许痰鸣音，舌质红苔黄，痰浊湿热仍未完全殆尽，原方加减。

黄芩10克，黄连1.5克，干姜1克，半夏3克，杏仁10克，牛蒡子10克，炙杷叶10克，厚朴3克，莱菔子5克，郁金5克，焦三仙各10克，砂仁米2克，瓜蒌10克，川贝3克。

七剂，水煎取50毫升，每日一剂，频次口服。

三诊：咳嗽症状基本消失，纳食好转，给予巩固治疗。

柴胡3克，黄芩5克，茯苓10克，陈皮3克，半夏3克，竹茹6克，枇杷叶10克，枳壳3克，郁金5克，焦三仙各10克，

3. 涤痰通腑，上病下取

病案 李某，男，17个月，初诊日期：2005年3月25日。

患儿证经五天，壮热不解，心烦气急，喉中痰涌，声如曳锯，肚腹膨热拒按，大便旁流稀水，味极腥臭，舌苔厚腻，脉来滑数，前医投麻杏石甘汤等宣肺清热之品不应，复经西医院连续静点抗生素亦不效，证情异常危急，细考致病之因，实由外邪束肺加以素伏痰热，饮食不节，以致痰动火升，气机不降，骤壅于肺，肺气胀满之象，治当泻肺定喘，涤痰通腑，上病下取。因肺与大肠相表里，通利大肠，以疏泻肺气之壅实，此为背水一战，应效乃佳。

生大黄5克（后下），二丑末3克（包），槟榔5克，葶苈子2克（包），炒莱菔子3克，枳壳3克，川郁金3克，川连1克，黄芩5克，神曲10克。

一剂，水煎服用，少量频次口服。

二诊：药后大便溏泻，便次约一天3～4次，味臭，腹膨宽大，喘急消失，身热略退，痰涎仍有上泛之势，脉弦数，痰热仍未除尽，再给予化痰清热治之。

山栀3克，淡豆豉10克，川连1克。黄芩5克，川郁金5克，制军5克，枳实5克，生石膏25克（先下），焦三仙各10克，炙杷叶5克。生萝卜汁加生姜兑服。

按： 此案为肺热高峰阶段，痰热内壅，出现胸高气急，撷肚抬肩，痰壅如潮，面唇指甲青紫，闷乱烦躁，便秘溲赤，舌苔厚腻，脉滑数，病势较凶险，为马脾风重证，此时治疗不宜开肺之法，以釜底抽薪，上病下取，实则泻之，通利大肠，减轻肺之壅塞，生大黄、二丑末清热通利大便，葶苈子、炒莱菔子化痰消胀，川连、黄芩解毒泻热，枳壳、川郁金行气消满。药后大便通，腹满消，从而收到"积下存

第三讲 小儿咳喘

阴"之效。此法不易久用,中病即止。

4. 扶正祛邪,肃肺涤痰

病案 廖某某,6个月,男,初诊日期2005年11月6日。

患儿就诊前半个月,曾因发热、咳嗽、伴见轻度喘息在西医院住院治疗,当时胸片报告:双肺纹理增多,右肺可见小片状影,曾诊断为:支气管肺炎。住院治疗后症状基本缓解,出院,于昨日复又出现发热、咳嗽、大便稀,随来我门诊就诊,症见:体温37.8℃,有汗、肢凉、咳嗽、面色苍白、纳食差、大便稀溏,苔白、脉细微。中医诊断:肺炎喘嗽,治以扶正祛邪,清肺化痰。用参苏饮。

太子参10克,苏叶、苏子各5克,陈皮5克,半夏5克,五味子10克,枳壳3克,木香3克,炒莱菔子5克,桔梗3克,炙杷叶6克。

三剂,每日一剂,早、中、晚饭后半小时服用。

二诊:药后热退、面红润、大便正常,以健脾化痰为主。

太子参10克,陈皮5克,半夏5克,炒白术10克,炒白芍10克,茯苓10克,炙甘草3克,杏仁5克,砂仁1.5克(打),焦三仙10克,内金10克。

给于七剂巩固治疗。

按:证属病久体虚,阳虚体弱,湿痰内蕴,肺失清肃。卫外不固,复感外邪,此时治疗盖不能再投麻杏石甘汤。

5. 养阴清肺

病案 宋某某,女,4岁,初诊日期:2005年2月5日。

患儿证经20余天,曾因咳嗽频作,偶有喘促收入院,当时症状:体温39.5℃ ~ 39.7℃,咳嗽频作,夜里喘憋,无紫绀,咽红肿,大便干,入院时查:白细胞14.7×10⁹/L,中性细胞0.52%,淋巴细胞0.38%,当时胸片报告:两肺纹理粗,可见片状影,曾诊断为:肺炎喘嗽.证属痰热闭肺。经过一段时间的治疗,病情趋于恢复,只是咳嗽仍有,痰少,舌质红,苔花剥,脉细数,考虑邪热日久,伤阴,治疗以养阴清热润肺止咳,以善其后,用沙参麦冬汤加泻白散治疗。

南沙参10克,桑白皮5克,地骨皮5克,杏仁6克,半夏5克,芦根15克,淡竹叶10克,麦冬10克,生谷、麦芽各10克,炙杷叶10克。

五剂,每日1剂,早、中、晚饭后半小时服用。

二诊:叠进上方后,咳嗽止,诸症基本消失。

第二节 小儿哮喘

小儿哮喘(支气管哮喘)是一种反复发作性咳嗽、喘鸣和呼吸困难,并伴有气道高反应性的可逆性、梗阻性、呼吸道疾病。西医学认为此病是由嗜酸性粒细胞,肥大细胞和T淋巴细胞等多种炎性细胞参与的气道慢反应性炎症,使易感者对各种激发因子具有气道高反应性并可引起气道缩窄,表现为反复发作的喘急,呼吸困难,胸闷和咳嗽等症状。常在夜间或清晨发作加剧，多数患儿经过治疗或自行缓解。我国小儿哮喘患病率为 0.5%～3%，以 1～6 岁儿童较多，大多在 3 岁以内起病。

一、诊断标准

1. 婴幼儿哮喘诊断

（1）年龄 < 3 岁，喘息发作≥3 次。

（2）发作时双肺可闻及呼气相哮鸣音，呼气相延长。

（3）具有特应性体质，如过敏性湿疹，过敏性鼻炎等。

（4）父母有哮喘病史。

（5）除外其他引起喘急的疾病。

凡具有以上（1）、（2）、（5）条者即可诊断为哮喘，如喘息发作 2 次者具有（2）、（5）条者可诊断为可疑哮喘或喘支，如同时具有（3）、（4）可考虑哮喘治疗性诊断。

2. 儿童哮喘诊断标准

（1）年龄≥3 岁，喘息呈反复发作。

（2）发作时双肺闻及呼气相哮鸣音，呼气相延长。

（3）使用支气管扩张剂有明显疗效。

（4）除外其他引起喘急、胸闷和咳嗽的疾病。

3. 变异性哮喘诊断标准

（1）咳嗽持续或反复发作≥1 月，常在夜间和清晨发作，运动后加重，痰少，临床无感染征象或长期抗生素治疗无效。

（2）使用支气管扩张剂可使咳嗽缓解。

（3）有过敏史。

（4）气道高反应特征。

二、病因病机

中医对于此病的认识，可以追溯到《内经》，《素问·阴阳别论》云："阴争于内，阳扰于外，魄汗未藏，四逆而起，起则熏肺，使人喘鸣。"元代朱丹溪首创哮喘之病名，阐明病机主于痰，提出"未发以扶正气为主，即发以攻邪气为急"的治疗原则，一直为后世所推崇。

小儿哮喘归属于中医学"痰喘"、"痰饮"的范畴。本病反复发作，缠绵难愈。病发之根，在于体内素有痰饮内伏，一旦为外邪所触发，则痰随气升，壅阻气道，痰气相搏，肺气上逆，于是喘促痰鸣，发为哮喘。在《景岳全书》云："喘有夙根，遇寒即发，或遇劳即发者，亦名哮喘"。中医所谓"夙根"即是患者本身所具有的过敏体，实质即为肺、脾、肾先天禀赋不足，肺气不足，失于输布，凝液为痰，脾虚运化无权，运化水湿功能减弱，聚湿生痰，故"脾为生痰之源"、"肺脏为贮痰之器"，肾为气之根，有蒸腾气化功能。肾阳不足，水气不化，也为生痰之因。无论因虚而病或因病而虚，总不离人体正气不足，因此痰饮内伏，正气虚弱是病之根本，外邪引诱，气逆痰升为病之标。

三、辨证施治

哮喘为病，有虚实之分，根据临床表现，急性期多为实、热证；一般为肺、脾、肾不足，病情反复发作。已成慢性多为寒、虚证。小儿哮喘之病的辨证不外寒热虚实。

（一）风热哮喘

外感风热之邪气，肺首当其冲，病位在肺，外邪束肺，肺失宣降，其气郁闭，逆而上行，发为喘咳，因感受外邪故在表，其症状可见：喘咳、气促、喉中痰声辘辘、发热、唇红、舌苔薄白或黄，脉浮数。治疗以宣肺解表为主，用清宣法，症状轻者桑菊饮加减，重者麻杏石甘汤加减。

炙麻黄 3 克，杏仁 10 克，生石膏 25 克（先下），炙甘草 2 克，黄芩 10 克，连翘 10 克，前胡 6 克。喘甚加炒莱菔子 5 克，钩藤 5 克，地龙 5 克。

（二）风寒哮喘

外感风寒之邪，其症状可见：咳嗽喘促、面色苍白、喉间哮鸣，甚至张口抬肩，不能平卧，痰多，舌淡苔薄白，脉沉细。仍给予宣肺解表为主，用温宣法，小青龙汤主之，宣肺散寒。

炙麻黄 3 克，桂枝 6 克，细辛 1 克，陈皮 5 克，半夏 5 克，五味子 10 克，白芍 6 克，干姜 1 克，苏子 3 克，炙甘草 3 克。

以上两种情况，常因外感而发，病位浅，以宣肺发散，表邪尽去，喘可自平。小儿脏气清灵，选方用药自以轻清见长，常能收到'轻可去实'的效果。由于小儿之体"易虚易实，易寒易热"。发作时，有痰热内伏，外感寒邪或本身自虚，复感风热邪气，往往形成寒热夹杂，此时用药不可过用辛温之药，以免助热，更不可过用寒凉之药，以免增寒，必须寒温并用。

（三）肺、脾、肾痰喘

治疗小儿哮喘多当"急则治肺，缓则治脾、肾"。小儿肺常不足，脾常虚，不耐风寒。脾为后天之本，生痰之源。明代儿科医生薛铠说："喘急之证，多因肺、脾气虚，腠理不密，外邪所乘，正气虚而邪气实者为多"。中医学认为，"脾为生痰之源，肺为贮痰之器"，肺、脾气虚，痰湿内生而阻于气道，运化不健而食滞内停，即可引起哮喘发作。所以哮喘治疗时已发以散邪为主，未发则健脾为主，充养后天生化之源，增强体质，故治疗小儿哮喘缓解期常用六君子汤或补中益气汤。培补元气，增强自身免疫力。

肾为人体先天之本，小儿肾气未充，哮喘每愈多发，往往到了青春期肾气逐渐充盛后症状可自愈或缓解，可见本病与肾密切相关。所以在本病缓解期，往往在补肺、脾的同时加以补肾的方法，如用六味地黄丸以巩固疗效，减少反复发作。对于预后有较好的作用，临证之时，小儿肾虚之象容易被忽视，审其先天禀赋之强弱，问诊时询问患儿出生情况，参合指纹脉象以施治，只有辨证准确，投药中才能对证，自然就会获得疗效。

另外，我们知道哮喘形成的原因很多，是一个虚实互见，寒热错杂的疾病，治法上一般能够攻补兼施，临床治疗除常法外，必须知常达变，灵活施治以收卓效，尤其哮喘是属于难治痼疾，治疗要另辟蹊径，异军突起，我在临床治疗创立了自己独特的治疗思路，即"从肺论治，宣敛并行，固卫祛邪"，巧用乌梅紫菀汤。

1. 宣畅气机　防病下传

大量哮喘的患儿，常伴有鼻咽疾患的症状，特别是一些过敏性哮喘的患儿，早期都伴有过敏性鼻炎的鼻塞、鼻痒，打喷嚏等上呼吸道症状，所以在治疗过程中，将鼻炎的治疗作为突破口，尽早截断病势，防止病邪下传是十分必要的，如鼻塞、流涕、常选用辛夷、苍耳子、细辛、川木通、薄荷等宣肺通窍；咽红肿选用板蓝根、山豆根、升麻、青果等，以清热解毒利咽。

2. 宣敛并行　固卫祛邪

哮喘每因感触外邪而起，所以治疗时应以宣散外邪，宣肺为常法。但是我们知道，喘发久延，必然要耗散肺气，宣敛同时顾及，方才是最佳方案，故我在治疗哮喘的患儿时，往往在宣肺的同时配合收敛肺气之药，如五味子、乌梅等，防止过于耗散肺气，使宣肺而不损伤肺气；敛肺而又不碍散邪。所以我自拟的银花乌梅汤，宣敛并行，标本兼顾，每获良效。

方药组成：银花10克，乌梅10克，紫菀10克，五味子10克，钩藤10克，地龙10克，紫石英15克。

方中银花辛甘寒，清热解毒，散肺中邪热，现代药理研究银花对多种细菌有抑制作用，能达到抗炎的作用。乌梅酸平，有收敛的作用，现代药理研究乌梅有抑菌抗过敏的作用，紫菀性味辛、苦、温能疏利肺气，化痰止咳，五味子，味酸性温，敛肺滋肾，上敛肺止咳喘，下滋肾水以固下焦。现代药理研究五味子有兴奋呼吸道，止咳祛痰的作用。紫石英甘温，下气降逆，有抗过敏的作用。钩藤甘寒，镇静止咳。地龙甘寒，有清热定惊，平喘通络的作用，现代药理研究地龙有显著的舒张支气管的作用，可以拮抗组胺及毛果云香碱，对支气管的收缩起作用。

以上各药中银花、紫菀疏散肺中邪热，乌梅、紫菀酸收，以敛肺气，散中有敛，防止过于耗散肺气。此方寒温并用，银花、地龙性凉，紫菀、五味子、紫石英性温。久病入络，钩藤、地龙通络祛内风平喘，诸药配合，清肺化痰，降逆平喘。我主张"从肺论治"，临床上应用乌梅紫菀汤，根据不同的证情加减配合，宣肺、通腑降气，补肾，利咽等，灵活应用。同时为了便于小儿服药，我们在剂型上也做了改革，制成了颗粒冲剂，即"小儿咳喘颗粒"，应用范围更广，如咳嗽、哮喘、肺炎均较适应。

3. 提倡外风引动内伏风痰而发病

上面我们谈到哮喘发病的主因，外风引动内伏风痰，肺、脾、肾三脏功能失调所致，痰饮内伏于肺，小儿肝常有余，受邪后肝风易动，脾常不足，脾胃虚弱，土虚木必摇，形成内风，风痰内伏，成为发病主因。

4. 创立并研制了小儿哮喘的基本方

以"调肺平肝法"在银花乌梅汤基础上研制哮喘的经验方，针对痰涎伏于肺中，外风始于肺的病机，积多年临床经验，匠心独运研制而成。组方如下：辛夷、苍耳子、玄参、板蓝根、射干、钩藤、地龙、紫石英、秦皮、银花各10克，乌梅5克。

本方具有调肺平肝，温肾降气，化痰平喘的功能，前五位药是我从"肺气论治"思想的体现，有宣肺畅气机，祛邪护肺安内，截断疾病的作用。祛外散邪，通畅气机，防止外风引动内伏之风痰。秦皮性涩气寒，有可防止宣散太过，清热燥湿，平喘止咳之功；钩藤、秦皮、紫石英是我比较喜欢用的治疗哮喘的良药。这张方子无论是哮喘发作期和缓解期都可以加减应用。另外考虑一些患儿服药困难或一些需要长期服药的患儿，我们在剂型上也做了改革，制成了颗粒冲剂"小儿咳喘颗粒"，应用范围更广，如咳嗽、哮喘、肺炎均较适应。

小儿哮喘以热性哮喘为多见，当急性期发作的热哮时，在哮喘的基本方的基础上加葶苈子3克，苏子5克，炒莱菔子3克，以宣肺平喘，降气消痰或麻杏石甘汤和泻白散加减应用，屡屡收效。

哮喘缓解期，针对形成痰饮的内因，健脾，补脾之运，我不主张用黄芪、党参之类的补脾药，建议以二陈汤加基本方，缓以图功。

病案1 方某，男，5岁，北京人，初诊日期：2005年4月2日。

患儿有哮喘病史，曾于去年在北京儿童医院被诊断为支气管哮喘。三天前，因感受风邪，开始出现咳嗽，咯痰，症状渐次加重，昨日夜间开始出现喘鸣，喉中有痰，家长给予自备定喘药，病情稍缓解，于今日前来就诊。刻下症：咳嗽、喘促、喉中痰声辘辘，鼻翼煽动，无发热，双肺布满哮鸣音，舌质淡，苔薄白，脉象滑数。中医诊断：哮喘。治疗以"急则治其标"为原则，化痰平喘，调肺平肝，处方如下：

苏子3克，炒莱菔子5克，葶苈子3克，钩藤10克，地龙10克，紫石英10克（先下），秦皮10克，银花10克，乌梅5克，焦三仙各10克。

7剂，水煎服，每日1剂，早中晚饭后服用。

二诊：服用7剂后，诸症缓解，本着"缓则治其本"的原则，原方去苏子、炒莱菔子、葶苈子，加太子参、麦冬、茯苓，补脾益肺，巩固疗效。

太子参 10 克，麦冬 10 克，五味子 6 克，钩藤 10，地龙 10 克，紫石英 10 克（先下），秦皮 10 克，银花 10 克，乌梅 5 克，焦三仙各 10 克。

服药半年后症状痊愈，未再复发。

病案 2 王某，男，9 岁，初诊日期：1995 年 3 月 21 日。

患儿平素有过敏史和哮喘病史，曾经多次治疗未果，每年入冬病情反复发作，常在夜间发作，发作前先出现打喷嚏、流清涕、咳嗽而后出现从喘息发作，痰饮稀薄，不能平卧。本次发作是因为外感寒邪，内伤生冷所致，慕名求诊。刻下见：咳嗽频作，喉中痰声辘辘，咳吐白痰，面色青白，唇淡，舌苔薄白，脉象弦细，双肺布满哮鸣音。中医证属：哮喘（寒性哮喘），治疗以蠲饮解表，豁痰平喘，方用小青龙汤加减。

水炙麻黄 3 克，桂枝 3 克，大白芍 10 克，细辛 1.5 克，淡干姜 2 克，五味子 10克，紫菀 10 克，橘皮 5 克，法半夏 5 克，杏仁 10 克，葱头 3 个，生姜 2 片。

3 剂，水煎服，每日 1 剂。

二诊：服药后，患儿喘息、咳嗽明显减轻，可平卧入睡，仍觉喉中有痰声，表邪虽解，肺蕴寒痰未尽，原方中加入苏子 3 克，炒莱菔子 5 克，葶苈子 3 克（包），钩藤 10 克，地龙 10 克，紫石英 10 克，秦皮 10 克。3 剂后，症状基本缓解。

水炙麻黄 3 克，桂枝 3 克，大白芍 10 克，细辛 1.5 克，干姜 2 克，五味子 10 克，紫菀 10 克，橘皮 5 克，法半夏 5 克，杏仁 10 克，葱头 3 个，生姜 2 片，苏子 3 克，炒莱菔子 5 克，葶苈子 3 克（包）。

三诊：为巩固疗效，治疗以健脾化痰为主，方用六君子和银花乌梅汤加减。

处方：太子参 10 克，麦冬 10 克，茯苓 10 克，橘皮 5 克，法半夏 5 克，钩藤 10克，地龙 10 克，紫石英 10 克，秦皮 10 克，银花 10 克，乌梅 5 克。

14 剂，水煎服，每日 1 剂，给予小儿咳喘冲剂长期口服，随访半年，哮喘未再复发。

病案 3 赵某，女，14 岁，初诊日期：1964 年 9 月 28。

喘咳素疾，每年冬春两季必发，迄今未根除。一周前因庆祝国庆游行练队以后，身热冷饮，当晚喘咳不已，胸胁满闷，口苦泛酸，腹中顿痛，经西医院用药后，喘咳暂时停止，入暮后咳喘复又发作，呼吸不畅，咳嗽痰多，胁肋胸闷，二便尚调，舌苔薄白，脉来弦细。

审属于外感风邪，内伤生冷，形寒饮冷则伤肺，宿疾引动而发，惟有木失金制，肝木侮土，故胁满泛酸，胸闷不舒，治疗当宣肺定喘，佐以和胃平肝。

炙麻黄 3 克，杏仁 10 克，柴胡 2 克，枳壳 5 克，广郁金 5 克，大白芍 10 克，旋覆花 6 克（包），代赭石 10 克，清半夏 5 克，佛手片 5 克，黄连 1 克，炒吴茱萸 3 克。

二诊：药后，喘咳势已平，胸胁苦满泛恶亦瘥，惟咳嗽痰涎仍多，入夜为甚，纳食二便如常，脉细舌苔白，再拟止咳化痰治之。

旋覆花6克（包），代赭石10克，莱菔子5克，苏子5克，白芥子5克，茯苓10克，炒白术10克，橘皮5克，姜半夏5克，生姜2片，小红枣三枚。

病案4 金某，男，9岁，初诊日期：1964年8月13日。

患儿素有哮喘，每年冬季发之为多，曾经在西医院多方治疗，未收显效，近两周，发作不已，夜间加剧，喘作时不能平卧，汗流夹背，四肢厥逆如冰，面色苍白不泽，舌苔白脉细，大便溏薄。

喘咳久作，病源于肾，因肾为气之根，肾不纳气，阳虚不能化痰，故上泛作喘，有骤脱之虞，治当温肾纳气，益火之源，以希离照当空，阴霾消散，宗桂附八味丸治之。

肉桂3克，附子6克，熟地10克，砂仁2克（打），山萸肉3克，茯苓10克，泽泻6克，乌梅5克，淮山药10克，五味子3克，菟丝子10克，紫石英15克（先煎）。

二诊：连进上方2剂，昨晚喘咳已止，汗出减少。痰鸣未泛，四末转温，食纳较振，前方既效，再遵原意加苎麻根治疗，以防复发。

肉桂3克，附子6克，熟地10克，砂仁2克（打），山萸肉3克，茯苓10克，泽泻6克，乌梅5克，淮山药10克，五味子3克，菟丝子10克，紫石英15克（先煎），淮山药10克。

病案5 侯某某，男，8个月，初诊日期：2005年12月8日。

患儿从出生后3个月开始，出现喉中痰鸣，辘辘有声，曾在儿童医院治疗，确诊为"先天喉软管发育不良"，给予相应治疗，情况可稍缓解。近两周上述症状复发，并出现口角流涎，遂慕名来就医。刻下症：面色苍白，喉鸣加重，痰壅加重，流涎较重，欲吐，纳乳食差，舌苔薄白，指纹红青隐隐。

证属脾胃运化功能失职，不能运化水湿，水液停聚而为痰，随气鼓动，所以痰随气逆，搏于喉间，故而辘辘有声，今给予温胃阳，实脾理气。予以茯桂术甘汤合苏子葶苈丸加减。

茯苓10克，官桂心1.5克（后下），炒白术6克，炙甘草3克，陈皮3克，枳实5克，姜竹茹2.5克，生姜2片，炒半夏5克，苏子2克，葶苈子2克（包）。

五剂，水煎服，早中晚饭后半小时服用。

二诊：服药后，痰饮基本消退，喉鸣不显，口角流涎减少，纳乳增加，无干呕现象，舌苔薄白，再拟原方巩固，加焦三仙各10克，红枣三枚，去姜竹茹2.5克。

茯苓10克，官桂心1.5克（后下），炒白术6克，炙甘草3克，陈皮3克，枳实5克，生姜2片，炒半夏5克，苏子2克，葶苈子2克（包），焦三仙各10克，红枣3枚。

按：脾为生痰之源，若饮食入胃，游溢精气，上输于脾，脾气散精，上归于肺气，下输于膀胱，本无痰饮之患，本案系脾胃运化功能失职，不能运化水湿，水液停积而为痰，随气鼓动，所以痰随气逆，博于喉间，故而辘辘有声，今给予温胃阳，实脾理气之茯桂术甘汤合苏葶苈丸加减，药后效如桴鼓。

第三节　小儿咳嗽证验

小儿咳嗽在临床是最常见的呼吸道疾病，看似一个普通的病，治疗起来有时并不是很容易的，作为一个儿科医生，能够把咳嗽、腹泻这类常见病治好，也可称其为好医生。

小儿咳嗽是中医以症状而命名的，由于小儿体质较弱，如护理不当，饮食失调，均能引起咳嗽。严格的说，咳和嗽存在者一定的差异，刘河间《原病式》云："咳谓无痰而有声，肺气伤而不清也。嗽谓无声而有痰，脾湿动而为痰也。咳嗽谓有声有痰也。因伤肺气，动于脾湿，故咳而嗽也"。

咳嗽的发生与肺脏有着极其密切的关系，因肺为娇脏，乃五脏之华盖，且肺主呼吸，又主皮毛，凡外邪侵袭人体，肺必首当其冲，因而发病最易。其显著证象，即为咳嗽，由于小儿血气未盛，脏腑脆嫩，此病更易发生。

小儿咳嗽与成人有所不同，病因方面，总不如成人那样复杂，但在证候表现上而反具成人没有的特殊性，如百日咳，为小儿咳嗽的特有病证，我们在后面将要讲到。

一、病因分类

咳嗽为肺系疾患之一，古今医家将其分为外感和内伤两类。

外感咳嗽多因外邪侵袭，肺卫受感，肺气不得宣畅所致，外邪侵袭，肺必首当其冲，肺气壅遏不宣，清肃之令失常，影响肺的呼吸，而引起咳嗽，临床由于感受四时气候变化的不同，人体所感受的致病外邪不同，而在临床出现的咳嗽为风寒、风热及燥热等性质不同的外感咳嗽，此类的咳嗽多以风为先导，夹寒、热、燥等外邪入侵则先伤肺系，而为咳嗽。

内伤咳嗽多因他脏有病，传至肺脏或累及肺系。《素问·咳论》："五脏六腑，皆令人咳，非独肺也。"如脾虚生湿聚痰，上犯于肺；肝气郁而化火，上乘于肺，均可发生咳嗽，属于内因咳嗽。如脾虚生痰，聚为痰浊，湿痰上渍于肺，影响气机出入，遂为咳嗽，此即"脾为生痰之源，肺为贮痰之器"的道理，大多具有身重易倦不适，胸腹满闷，咳而痰多，舌苔厚而腻等特点。由此可见肺脾之间的相互关系是非常密切的。除肺脾关系密切而外，临床上肺虚及肾，形成肺肾两虚；肺虚肝逆，形成肝火灼肺；逆传心包，形成心火烁肺等多种情况也常可见到。因此大凡表现以咳嗽为主证的疾病，必须注意到其他兼证，考虑到脏腑之间的联系，才会彼此兼顾，不会顾此失彼。

总之，不论外因和内因引起的咳嗽，均属肺系受病而发生。不过外感咳嗽，其来在肺，由肺而及他脏，故肺为本而他脏为标也。内因咳嗽，先伤他脏而及于肺，故他脏为本而肺为标也。这里所说的标本，是指脏腑的先后关系而言，明确指出了咳嗽的发生，都必须在肺脏受累之后才会出现。陈修远曾指出："肺为脏腑之华盖，呼之则虚，吸之则满，只受得本脏之正气，受不得外来之客气；客气干之则咳而呛矣；亦只受得脏腑之清气，受不得脏腑之病气，病气干之，亦呛而咳矣。"

《医宗金鉴·幼科心法》将小儿咳嗽按病因分为，肺寒、肺热、食积咳嗽和风寒咳嗽。它的发病机制，一般来说是因肺气不得清肃，气逆为咳；脾虚生痰，痰盛为咳嗽。

二、中医治疗之法

关于小儿咳嗽的中医治疗，前人有不少经验可供借鉴，如《幼科全书》谓："治法有三：有发汗者，有泻下者，有清补者。"

证之临床，小儿咳嗽，外感表证者为多，故在治疗上当宣肺化痰，表散外邪，使邪从外达，邪去则证安；治疗他脏有病，累及肺脏之咳嗽，则应辨明由何脏而来，随证立法施治，久咳多属内伤，治疗宜着重于调补，同时佐以清解。如肺胃不和的食积咳嗽，可采用清热、泻火、利小便、通大便等方法使邪气去，咳嗽自止。

小儿为稚阳之体，咳嗽病作，以表证居多，其患病往往又以热证、实证居多，即"阳常有余，阴常不足"，咳嗽，易于化燥伤阴，故治疗时不可过于表散，注意存阴液。

（一）风寒咳嗽

小儿因感受风寒而引起的咳嗽，症状：咳嗽喷嚏，流涕，鼻塞声重，咳吐痰涎，身热有汗或无汗，脉象浮紧，指纹红色。治疗大法不外疏散外邪，以收宣肺止咳之效果，但在临床时具体运用方药，却各有不同。

如：风寒外束，肺气不宣之象，盖风寒中人，必先客于皮毛，皮毛为肺之合，肺受邪束，必然宣降失司，形成肺气不利则为咳，故经云："咳为肺之自动病也"，治当疏宣，以希肺宣则风寒散，风寒散则气道利，气道利则咳嗽不止而自止，以金沸草散加减。

金沸草5克，前胡10克，荆芥10克，细辛1克，半夏5克，赤苓5克，甘草3克。冬季无汗，加麻黄3克，痰多加橘皮6克，瓜蒌10克，黛蛤散6克（包）。夹食积加焦三仙各10克，炒莱菔子5克。

风为阳邪，容易化热，风寒日久，亦能化热，小儿体禀少阳，易于化热化燥，可运用三拗汤加减。

麻黄3克，杏仁6克，炙甘草3克。夜咳嗽明显加知母6克。有热者加生石膏25克，黄芩6克。

（二）风热咳嗽

咳嗽，发热汗出，咽干，扁桃体红肿，痰黄，舌苔薄黄，脉象数。治疗适宜祛风清热，化痰止咳。桑菊饮加减。

桑叶10克，菊花10克，杏仁6克，连翘10克，薄荷3克（后下），荆芥10克，桔梗3克，黄芩5克，炙甘草3克，芦根15克。

高热口渴加生石膏25克。痰多加枳壳5克，莱菔子5克。咳嗽甚者加枇杷叶10克，紫菀10克，百部6克。

（三）肺寒咳嗽

小儿肺气素虚，加之感受寒冷，以致于寒邪伤肺，肺气不宣，发为咳嗽。

症见：面色苍白，鼻流清涕，喉有痰声，痰多清稀。治疗大法初起温散肺寒，祛痰止咳，可用参苏饮加减。如日久不愈，寒极化热，又当止嗽生津，可用补肺气阿胶散。

肺寒咳嗽又名"冷嗽"。王肯堂在《证治准绳》云："行寒饮冷则伤肺气，使气上而不下，逆而不收，冲壅咽膈，淫淫如痒，习习如梗，是冷嗽也"。

（四）肺热咳嗽

症见：咳嗽频频，面红咽干，咳吐稠黏带有秽气的黄痰，舌苔黄脉象数，指纹紫色。治疗以泻肺清热，肃降止咳，泻白散加减，痰多而喘者可用麻杏石甘汤，大黄秘结者，可用大承气汤，清热通下。

肺热咳嗽，又名火嗽，是因感受温热或秋令燥邪，肺气受伤而成；因护理不当，衣着太厚而伤于热，肺受热迫所致。所以本病的发生，总因火热熏扰肺金而成。加味泻白散组成：

桑白皮5克，地骨皮5克，甘草3克，桔梗3克，川贝母3克，麦冬10克，黄芩10克，薄荷3克（后下）。

（五）食积咳嗽

症见咳嗽，作呕，口中异味，痰黄稠，午后发热，手足心热，舌苔黄腻，脉象滑数。治疗当清利湿热，消导化痰。曲麦二陈汤合。

陈皮5克，半夏5克，茯苓10克，炙甘草3克，黄连1.5克，焦三仙各10克，瓜蒌10克，枳实3克。

腹部胀满，加厚朴3克，青皮3克。发热较甚，生石膏25克（先下），知母6克。潮热多汗，加地骨皮5克，桑白皮5克。大便干燥，加熟大黄6克。

食积咳嗽，是因小儿伤于乳食，脾胃不能运化，以致积久生热，酝酿成痰，痰热之气，上壅于肺而成。一般于下午咳嗽痰壅较多。

（六）脾虚久咳

症见：久咳，痰多，纳差，腹胀，面黄肌瘦，大便溏泻，唇淡，舌苔薄白，脉象沉缓。治疗适宜补脾益肺，止咳化痰。方选六君子汤加减。

太子参 10 克，炒白术 10 克，茯苓 10 克，法半夏 5 克，陈皮 5 克，五味子 6 克，枇杷叶 10 克，紫菀 10 克，百部 6 克，炙甘草 3 克。

气短，多汗，加生黄芪 10 克，浮小麦 10 克。

腹胀不消，加大腹皮 10 克，枳壳 3 克。

（七）肺燥久咳

症见咳嗽，低热，胸闷，痰少或痰中带血，或经常鼻衄，舌质红舌苔少，脉象细数。治疗清燥润肺，滋阴凉血。

南沙参 10 克，麦冬 10 克，生地 6 克，桑白皮 6 克，地骨皮 6 克，白茅根 15 克，茯苓 10 克，炙甘草 3 克，浙贝母 5 克，枇杷叶 10 克。

在小儿咳嗽中，肺经有实证，泻白散多用，肺脾气实，所致咳嗽多用清胃散合泻黄散。小儿久咳伤气，肺虚及脾，多从脾胃着手，采用六君子汤或异功散加减。

病案 1 王某某，女，5 岁，2005 年 11 月 13 日。

患儿近一周因受寒后，开始出现咳嗽频作，以夜间及晨起为甚，鼻流清涕，鼻塞不通，精神尚可，舌苔薄白，脉象浮。查体：双肺呼吸音清，未闻及干湿啰音。辨证：风寒外束，肺气不宣。治疗当以祛风散寒，通宣肺气，方用金沸草散加减。

金沸草 5 克，前胡 10 克，荆芥 10 克，细辛 1 克，半夏 5 克，赤苓 5 克，甘草 3 克，陈皮 5 克，杏仁 6 克，桔梗 3 克，苏子 3 克，枇杷叶 10 克，芦根 15 克，淡竹叶 10 克，牛蒡子 10 克。

7 剂，水煎服，每日 1 剂，早中晚饭后服用。

二诊：药后，咳嗽基本停止，流涕鼻塞完全消失。

按：本案为风寒外束，肺气不宣之象，风寒中人，肺气受邪，宣降失司，导致肺气不利而为咳嗽，故用金沸草散加减，疏宣以散风寒，风寒散则气道利，咳嗽自止。

病案 2 张某，男，5 岁，初诊日期：1980 年 2 月 2 日。

患儿咳嗽两周，形寒怕风，时有清涕，多次治疗咳嗽仍不止，刻下症：面色发青，痰多稀白，形体偏瘦，纳谷较差，小便正常，大便不畅，舌苔薄白，脉象滑。查体：双肺呼吸音稍粗，可闻及痰鸣音。辨证：素体薄弱，饮冷伤肺，导致肺寒咳嗽，治疗当温散肺寒。

苏子 3 克，葶苈子 3 克（包），陈皮 5 克，半夏 5 克，干姜 1 克，炒莱菔子 5 克，紫菀 10 克，杏仁 6 克，桔梗 3 克。

5 剂，水煎服，每日 1 剂，早中晚饭后服用。

二诊：服药后，咳嗽减轻，痰少，面色稍感红润，二便正常，舌苔白滑，仍给予温散肺寒，并同时给予调胃和中。

苏子 3 克，陈皮 5 克，半夏 5 克，干姜 1 克，炒莱菔子 5 克，紫菀 10 克，杏仁 6 克，桔梗 3 克，砂仁 1.5 克（打），炒白术 10 克，生姜 2 片，大枣 3 枚。

病案 3 方某某，男，5.5 岁，初诊日期：2005 年 11 月 22 日。

患儿反复咳嗽一月，咳痰，于昨日咳嗽剧增，痰多不易咯出，流黄涕，晚间出现身热面赤，胃纳不佳，伴见呕吐，舌质红舌苔白，脉象弦数。证属于：外邪束肺，肺气郁闭，久羁不解，郁久化热，出现咳嗽频作，治疗当清金肃肺，宣解郁热。

南沙参 10 克，桑白皮 10 克，地骨皮 10 克，杏仁 10 克，黄芩 5 克，山栀 3 克，炙杷叶 10 克，薏苡仁 10 克，芦根 15 克，牛蒡子 10 克，枳壳 3 克，竹茹 6 克，焦三仙各 10 克。

5 剂，水煎服，每日 1 剂，早中晚饭后服用。

二诊：服药后，咳嗽已愈，晚间未再出现身热，无呕吐现象；仍有口干欲饮现象，小便黄，舌苔白，脉数。此余热未尽，治疗当以清解为主。

南沙参 10 克，桑白皮 10 克，杏仁 10 克，黄芩 5 克，山栀 3 克，炙杷叶 10 克，薏苡仁 10 克，芦根 15 克，牛蒡子 10 克，枳壳 3 克，竹茹 6 克，焦三仙各 10 克。

病案 4 贾某，女，2.5 岁，初诊日期：1963 年 5 月 9 日。

患儿因患感冒后开始咳嗽，曾服用西药身热已解，但咳嗽未断，以夜间咳嗽加重，咯痰气粗，胃脘满闷饱胀，口唇干红，夜卧不安，纳少便溏，面色黄滞，舌苔白腻，脉滑且弦。

证属于外感表邪以后，则运化不健，食积内停，积郁化火，壅气成痰，阻塞气道，导致肺失清肃，形成食积咳嗽之证，治疗给予肃肺消导，方用曲麦二陈汤加减。

炒麦芽 10 克，神曲 10 克，焦山楂 10 克，茯苓 6 克，陈皮 3 克，法半夏 3 克，炙杷叶 10 克，川连 1.5 克，炒干姜 1 克，桔梗 3 克，炒莱菔子 3 克，连翘 6 克。

另：妙灵丹 4 粒，早晚各 1 粒。

二诊：药后咳嗽大减，痰量减少，胃脘满闷减轻，呼吸平和，但面色仍不华偏黄，纳食尚佳，舌苔白，脉滑。积滞尚未尽化，湿热仍有滋生之机，应给予消导和中，以化里滞。

炒麦芽 10 克，神曲 10 克，焦山楂 10 克，茯苓 6 克，陈皮 3 克，法半夏 3 克，炙杷叶 10 克，川连 1.5 克，炒白术 10 克，姜竹茹 3 克，炒莱菔子 3 克，连翘 6 克。

另：妙灵丹 4 粒，早晚各 1 粒。

病案 5 刘某，女，4 岁，初诊日期：1998 年 6 月 8 日。

患儿近几日开始出现纳食少，口中有异味，脾气急躁，夜眠不安，给予保和丸等消食药，症状改善不明显，于前天从幼儿园接回家中开始出现咳嗽，呈逐渐加重趋势，今日前来门诊就诊，刻下症：脸颊红，气急心烦，口中异味，咳嗽痰多，脘满嗳气，腹部胀痛，大便干燥，小便黄赤，舌苔黄腻，脉象滑数。中医辨证：中焦脾胃积滞，运化功能失运，湿热内生，蕴酿痰浊，痰阻气道，逆而为咳，属于食积咳嗽。治疗当以消导和中，祛痰止咳。

青陈皮各 3 克，半夏 3 克，神曲 10 克，茯苓 10 克，泽泻 5 克，姜皮 1 克，六一散 10 克(包)，川连 1.5 克，黄芩 10 克，干姜 1 克，枳壳 5 克，制川军 5 克，槟榔 5 克。

另：太极丸 4 粒，早晚各 1 粒。

二诊：药后大便通畅，脘满嗳气消失，咳嗽症状缓解，口中异味消失，睡眠踏实，舌苔黄，脉象滑数，痰饮尚未完全化尽，继续给予导滞和中为治，原方去制川军 5 克，槟榔 5 克，姜皮 1 克，干姜 1 克，加砂仁米 2 克，炒白术 10 克。

青陈皮各 3 克，半夏 3 克，神曲 10 克，茯苓 10 克，泽泻 5 克，六一散 10 克(包)，川连 1.5 克，黄芩 10 克，枳壳 5 克，砂仁米 2 克，炒白术 10 克。

另：太极丸 4 粒，早晚各 1 粒。

病案 6 何某，女，5 岁，初诊日期：1963 年 9 月 3 日。

患儿平素体质较差，动辄易出现感冒咳嗽，面色苍白，纳食少，近半月每于夜半后咳嗽加剧，频频发作，时至天明而止，口唇青紫，舌苔薄白，脉细弱。

证属于土虚木旺，搏击肺脏而为咳嗽。治疗以培土生金抑木，用六君子汤加减。

党参 10 克，黄芪 10 克，茯苓 10 克，淮山药 10 克，炒白术 10 克，煨姜 2 片，炒白芍 10 克，青陈皮各 3 克，炒半夏 3 克，砂仁米 2 克(研)，大贝母 5 克，炙杷叶 6 克，小红枣 3 枚。

二诊：叠进补脾益肺之剂，面色已华，纳谷亦振，虽有微咳呕吐，已非夜半之时，舌苔薄白，脉缓。肺脾气弱，绝非朝夕可以补偿，继续给予培土生金。原方去大贝母，砂仁米，淮山药，加姜竹茹 3 克，当归 5 克，炒莱菔子 5 克。

党参 10 克，黄芪 10 克，茯苓 10 克，炒白术 10 克，姜竹茹 3 克，当归 5 克，炒莱菔子 5 克，煨姜 2 片，炒白芍 10 克，青陈皮各 3 克，炒半夏 3 克，炙杷叶 6 克，小红枣 3 枚。

按：本案患儿素体较弱，肺脾俱虚，脾为肺之母，中焦气虚不运，则水谷之湿热，聚集为痰，阻塞气道，发为咳嗽。脾土虚弱，则肝木必亢，夜半为肝胆旺盛时，木气凌金之象，综合证情皆有土虚所致，故用六君子汤加减，培土生金，以制肝木之旺盛。

第四节　特发性肺含铁血黄素沉着症

由于肺毛细血管反复出血，被破坏的红细胞变为含铁血黄素沉积在肺泡浸润。本病凶险，多数病人死于肺大量出血。

过去本病多发生在儿童和青少年，近年来，成人患本病者较前增多。

引起肺含铁血黄素沉着症的原因不止一种，病因未明，所以叫做特发性肺含铁血黄素沉着症，以示与其他原因所致者有所区别。急性发作期为广泛性肺出血，慢性期则主要为肺间质纤维化。肺的含铁量较正常高 5~2000 倍。光学显微镜下可见到明显的局限性肺泡毛细血管扩张，肺泡上皮变性、脱落、增生，间质有吞噬含铁血黄素的巨噬细胞浸润及间质纤维化，肺泡、间质及血管的弹性纤维变性，电镜检查示广泛毛细血管受损，内皮肿胀，基底膜有蛋白质沉积。

本病的基础是肺毛细血管障碍，但其原因不明，主要有两方面的推测：①发育缺陷，由于原发性肺泡上皮发育与功能异常，使血管的机械稳定性发生障碍，或肺的弹性纤维发育缺陷，但不能被组织学检查所证实。②由免疫反应所致。病人肺内可有肥大细胞积聚；网状内皮系统中浆细胞增多；1/8~1/5 的病人有嗜酸性白细胞增多；少数病例还同时患其他免疫病。

患者多为 1~7 岁儿童，儿童期男孩女孩的发病率无差别。

本病的临床表现取决于肺出血的严重程度和持续时间，急性发作期患者肺内广泛出血，表现为发作性呼吸困难、紫绀、咳嗽、咯血、心率增快。不少病儿为持续的小量肺内出血，间歇咯小量血或血染痰，但有时血仅存于肺泡间隔中，而未咯出，病人有低热，面色苍白，疲乏无力，慢性干咳，体重不增加。由于反复肺出血，大量红细胞破坏，变为含铁血黄素沉积于肺泡间隔中，存在于巨噬细胞内，不能用于血红素的综合，致使体内可动用的铁贮备枯竭，发生慢性缺铁性贫血。部分被巨噬细胞携带至支气管随痰咯出，所以痰中经常可找到含有含铁血黄素的巨噬细胞（噬铁细胞），小儿不会咯痰而咽入胃中，胃液中也可找到噬铁细胞。

肺出血时：X 射线检查示两肺近肺门处中下肺野广泛、模糊斑点状浸润，有的病人可见肺门淋巴结肿大。浸润可于 1~2 周内完全消退，但反复咯血后由于含铁血黄素沉积于肺泡间隔，发生纤维化，故间歇期 X 射线可见网状阴影及密度深的小点状阴影。

诊断：①10 岁以下小儿，若有反复发作的咯血、呼吸困难或不明原因的缺铁性贫血，发育迟缓。②X 射线胸片示两肺弥漫性模糊点状及网状阴影，应进一步多次查痰或胃液，若能多次发现噬铁细胞，诊断即成立。但需与二尖瓣狭窄，肺部的结缔组织病，血行播散型肺结核等鉴别，尤其后者，其肺部表现与本病相同，但本病不并发肾炎。

因本病病因未明，所以西医学无特效治疗手段，缺铁性贫血对铁剂反应良好，严重肺出血时可输血，皮质激素在急性发作时可能有帮助，但长期应用不能改善预后。免疫抑制剂、脾切除等的疗效尚难肯定。

幼儿患者预后不佳，随年龄的增长，预后稍好些，一般病程为 3 年左右，也有存活时间较长者。

48

从中医角度来考虑本病，这是一个本虚标实，虚实夹杂的疾病。其病机为：肺气虚，气不摄血，血行脉外，瘀血积于肺中。本虚即肺气虚，标实：瘀血积于肺。治疗大法当补宜肺气，清热化痰，活血化瘀为主。方选补肺阿胶汤加减。不同的发展阶段，治疗的重点不同。急性发作期为广泛性肺出血，其主要见证为咯血或痰中带血，此期治疗当以常法中配以凉血止血之药；慢性期则主要为肺间质纤维化，以咽干痰难以咯出为主，治疗当以清咽利喉，润肺祛痰；恢复期以肺脾气虚症状明显，以健脾益肺，化痰止咳为主。

病案 韩某，男，9 岁，山西省人。

患儿四年来咳嗽不断，痰中带血或夹杂血块，或有血丝，或完全为血样，痰色为褐色，病情反复，曾在太原多家医院就诊，接受正规治疗，服用激素及中药治疗，效果不显，近一周咳嗽加重，为求系统诊治，于 1991 年 9 月 21 日，慕名来京求诊。刻下症：咳嗽痰中带血，纳差，二便调。

入院查体：满月脸，面色白无华，唇色淡，舌苔白，咽红，脉象弦滑。双侧扁桃体无肿大，心（－），双肺呼吸音粗，可闻及少许痰鸣音。痰检：镜下痰中可见红细胞及大量含铁血黄素吞噬细胞。血常规：白细胞 14.1×10^9／升，中性 0.48%，淋巴 0.50%，单核细胞 0.02%，X 线检查：双肺纹理增粗。

辨证属肺气虚弱，痰血阻络。治疗补益肺气，祛痰止咳，佐以凉血止血，活血化瘀。方用补肺阿胶汤合桃红四物汤加减。处方如下：

阿胶珠 10 克，马兜铃 10 克，杏仁 10 克，牛蒡子 10 克，当归 10 克，赤芍 10 克，川芎 5 克，桃仁 10 克，红花 3 克，川贝 5 克，炙甘草 5 克，白茅根 30 克，粳米 15 克。

二诊：1991 年 10 月 15 日，服用上方后，咳嗽明显减轻，痰中带血消失，痰仍为灰褐色，近日咽干音哑。查体：咽红，舌红舌苔薄黄，脉象细数。双肺仍可闻及少许痰鸣音。辨证：出血已止，瘀血已去，但痰热未清，阴液已伤，痰火上犯咽喉，治疗清咽利喉，润肺祛痰，处方如下：

阿胶珠 10 克，马兜铃 10 克，杏仁 10 克，牛蒡子 10 克，元参 10 克，板蓝根 10 克，大贝母 5 克，生甘草 5 克，麦冬 10 克，山豆根 5 克，蝉衣 3 克。

三诊：1991 年 11 月 12 日。药后，咳嗽基本已除，痰量明显减少，咽干音哑消失，惟有手足心热，舌红舌苔薄白，脉象弦细。此为阴液未复，痰浊留恋。治疗以养阴益气，健脾化痰。用补肺阿胶汤合人参五味子汤加减。

阿胶珠 10 克，马兜铃 10 克，杏仁 10 克，牛蒡子 10 克，太子参 10 克，五味子 10 克，麦冬 10 克，茯苓 10 克，炙甘草 5 克，炒白术 10 克。

四诊：1991 年 12 月 14 日。药后手足心热明显减轻，效不更方，再以上方化裁服用月余，诸证悉除。随访 1 年未再复发。

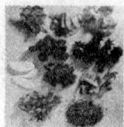

第四讲 小儿心系疾病

第一节　小儿病毒性心肌炎

治疗小儿病毒性心肌炎是我在临床的重点攻关项目，我用多年潜心研究的经验结合大量患儿的病情，突出"从肺气论治"，研制了"调肺养心颗粒"冲剂，在治疗此病方面取得了很大成功，在介绍我的治疗体会时，我们先来认识一下这个病种。

小儿病毒性心肌炎是由各种病毒侵犯心肌引起的心肌细胞受损，它属于小儿时期的一个心血管疾病，发病年龄大约在 3 岁以上。此病的现代研究机制尚不清楚，可继发于呼吸道、消化道病毒感染之后。多数预后良好，部分可因延治，而存有不同程度的后遗症。

中医学该病归于"心悸"、"怔忡"的范畴。

一、病因病机

外因：感受风热或湿热邪毒；内因：正气不足所致。

（1）风热邪毒侵犯小儿之体，由鼻或皮毛而入，"温邪上受，首先犯肺"出现肺失宣肃的发热、流涕、咳嗽等肺卫受邪之征。其次风热邪气可变化入里，邪滞不解，侵犯心脏，或扰动心神；入里化热，炼液为痰，上扰心神，出现心悸、怔忡、胸闷、咳嗽。还可以逆传心包，出现神昏谵语。

（2）湿热邪毒由口而入，损伤脾胃，运化失职，湿邪郁热，上扰心神，出现胸闷、腹胀、恶心、腹泻。阻碍气机，气血运行不畅，导致气滞血瘀，胸痛、心悸，我们知道湿邪的特点，缠绵难愈，所以，该病临床病程相对较长且易于复发。

此病日程久，耗气伤阴，心脉失于濡养，久病气虚，卫外不固，易于反复感冒，气虚多汗，耗损气血，形成气阴两虚。这就是为什么心肌炎的患儿临床易于出现反复感冒或咳嗽的情况。脾气虚弱，气血不足则脾气虚弱，伤阴血而致阳气虚脱，病势趋于严重，难愈。

二、辨证施治

从肺气论治是我在长期的临床研究实践中，经历了无数个探索过程，总结大量病例，最后形成的属于自己的一套辨证思路，精于五脏论治的观点，提出"治心不止于心，调理它脏以治心"的新观点，形成"从肺气论治"，调肺养心的立论。

小儿病毒性心肌炎，往往先有呼吸道的症状出现，发热、咳嗽、咽痛，继而出现胸痛、心悸、多汗等情况，早期有咽痛、盗汗、自汗、叹息、胸闷，病位在心，实责之于肺卫。从肺为治疗为突破口，常获神效。

心与肺的各自功能，心主血，肺主气，在生理上二者关系为气与血的关系，气为血帅，血为气之母，气行血行，气滞血滞，血虚气虚，肺气的输布，有赖于的心血载送。心血的运行，有赖于肺气的功能，我认为，"幼儿受邪易遭伤"，外邪所侵或从皮毛而入或从口鼻上受，肺首当其冲，邪毒深陷，侵犯心脏，影响气血的运行，出现心悸、怔忡、胸闷、咳嗽，脉结代等。小儿患病易于传变，急性期，邪毒→肺卫→心→他证。慢性阶段，病程日久，肺虚卫弱，迁延或加重，而从肺气论治，以宣肺祛邪，切断传变途径，慢性期，补益心气，增强抵抗力，恢复心脏功能，养心复脉。

（一）肃肺祛邪，宣肺通窍

小儿病毒性心肌炎初起阶段常见：发热、咽痛、咳嗽、胸闷、心率快，舌苔薄白，舌尖红赤，表现出的是外邪袭表，肺卫失宣之象，如伴见乏力、心悸等，属于心肌受损，对于这种上呼吸道感染伴见心悸、胸闷、乏力等症状应特别注意防止病邪内传，此时清肺祛邪，切断病邪的传播途径，治疗给予疏风清热，宣肺解表，以银翘散加丹参、蚤休、半枝莲、山栀。如高热不退加生石膏；胸闷加枳壳、郁金，出现心律不齐加入苦参调心律。

（二）清热利咽，宣肺通窍

咽喉为肺之通道，呼吸之门户，外邪每于咽喉中侵入，小儿病毒性心肌炎患儿在病变过程中，可表现为咽喉部的不适，如急慢性咽炎、扁桃体炎及肿大，这些症状都可诱发心肌炎，并使原有病情加重，所以我们在临床上咽喉不利、咽痛、咯痰不爽或者自身无症状，表现咽部充血的患儿应加强清热利咽的治疗，防止病情加重。常用玄参升麻汤加减加调肺养心汤，玄参升麻清热解毒；桔梗、生甘草清利咽喉，开痰化结；牛蒡子、射干、锦灯笼利咽解毒，对咽喉肿痛效果非常好。

（三）宣肺气通腑

病毒性心肌炎初起，往往因肺气不利而发热、咳嗽、痰壅、腹胀满、大便秘结，心悸不已，神烦不宁，舌苔黄腻。由于热邪练液，痰闭肺窍，扰动心神，治疗当以涤痰通腑，宣肺清热。治疗可用宣白承气汤加丹参、苦参、万年青、蚤休等，清肺泻热可用黄芩、生石膏等，苦参、万年青、蚤休调节心律，瓜蒌、大黄涤痰通下，此时治疗不适宜单用开肺之法，因痰热壅肺，肺气胀满，气机将绝，开之则愈促其肺气闭绝，与其扬汤止沸，加重心阴耗伤，不如釜底抽薪，急下存阴，通利大肠，适当减肺之壅塞。

（四）益气固表　收汗护卫

病毒性心肌炎的患儿常因患病日久，抵抗力降低，体弱表虚，外卫不固而致盗汗、自汗、心悸不宁；而反复的上呼吸道感染，又常使病情进一步加重，气阴愈损。此时治疗当以敛汗防脱，益气固表，可用玉屏风散和牡蛎散加减或生脉饮加减；如湿热逼蒸盗汗者，可用当归六黄汤清补兼施；临床上有时也可见另一种情况，有些患儿在患病的某一阶段，出现盗汗、唇红、舌苔少，脉搏细数的情况，我们应该考虑，长期多汗可导致①耗损营阴，心阴不足。②阳气随汗外泄，日久可导致心阳不振，此时应以收汗护卫为主。

治疗小儿病毒性心肌炎的临证体会，我经历了从心论治、从脾论治、从肺论治的漫长探索过程，总结出自己的治疗经验，不拘泥于常规，大胆提出了"治心不止于心，调理它脏以治心"的新观点，形成"从肺气论治"，调肺养心的立论。并自拟了调肺养心汤，用于临床，收获良好。

病案 1　付某某，女，7 岁，初诊 2005 年 10 月 25 日。

患儿两个月前，曾在儿童医院被诊断为病毒性心肌炎，住院治疗，症状控制后出院。近一周又出现气短、汗多、叹气，纳呆，慕名前来求治，要求中医调治。刻下症：精神差，气短、汗多、叹气，纳呆，咳嗽。查体：面色白，咽红肿，扁桃体II°肿大，舌苔白微腻，听诊心律不齐，偶有早搏，心率130 次／分，心电图：ST－T 下移，T 波低平。中医辨证：邪毒内陷，心阴失养，治疗以宣肺祛邪，补益心气为主。

处方：辛夷 10 克（包），苍耳子 10 克，玄参 10 克，板蓝根 10 克，山豆根 5 克，黄芪 10 克，麦冬 10 克，五味子 10 克，太子参 10 克。丹参 15 克，苦参 15 克，青果 10 克，蚤休 10 克，焦三仙各 10 克。

7 剂，水煎服，每日 1 剂，早中晚饭后半小时服。

二诊：药后咽红肿消失，纳食有增，汗出减轻，心律稍齐，未闻及早搏，心率仍较快，原方中去青果，加入生牡蛎 10 克，生姜 3 片，大枣 5 枚．

辛夷 10 克（包），苍耳子 10 克，玄参 10 克，板蓝根 10 克，山豆根 5 克，黄芪 10 克，麦冬 10 克，五味子 10 克，太子参 10 克。丹参 15 克，苦参 15 克，蚤休 10 克，焦三仙各 10 克，生牡蛎 10 克（先下），生姜 3 片，大枣 5 枚。

7 剂，水煎服，每日 1 剂，早中晚饭后半小时服。

三诊：诸多症状减轻，继续服用原方，同时给以"调肺养心颗粒"巩固治疗，三月后未复发，病告痊愈。

病案 2 李某，女，12 岁，初诊日期：2005 年 11 月 29 日。

患儿证经一月，于一月前因伤风感冒后开始出现发热、咳嗽，呼吸气促，自觉胸憋闷，在当地医院以感冒救治，发热症状得以控制，但胸闷憋气加重，咳嗽不爽，心慌明显，精神困倦，乏力多汗，叹气后稍觉舒畅，又去儿童医院就诊，胸片示：心影呈"瓶"状，左侧肋隔角变顿，心率 150 次／分，收入住院治疗，诊断为：病毒性心肌炎，对症治疗半月，于 11 月 28 日复查胸片：心影饱满，心包积液。慕名前来寻求中医调制，刻下症：精神困倦，乏力多汗，叹气后稍觉舒畅，胸闷憋气，喘促心慌，查体：体温 36.8℃，呼吸 24 次／分，心率 130 次／分，心电图：窦性心律不齐，T 波低平，Q - T 延长，肢体发凉，双下肢微肿，舌质淡苔白，脉象细数。中医诊断为胸痹，证属于邪盛正衰，心阳欲脱，治当：温阳利水，益气定悸。方宗：参附龙牡汤加减

白人参 10 克，炮附子 10 克（先煎半小时），桂枝 10 克，茯苓 10 克，炒白术 10 克，白芍 10 克，炙甘草 3 克，五味子 10 克，五加皮 10 克，车前子 10 克（包），牛膝 10 克，生姜 2 片，大枣 5 枚，丹参 15 克，生龙牡各 15 克（先下）。

7 剂，水煎服，每日 1 剂，早中晚饭后半小时。

二诊：药后汗出、下肢肿消失，手足转温，未诉胸闷，偶有心慌、咳嗽，舌质淡苔白，脉象细。心率 105 次／分，症状略平，再拟定温阳化痰，益气定悸。参附龙牡汤加味。

白人参 10 克，炮附子 10 克（先煎半小时），茯苓 10 克，炒白术 10 克，葶苈子 3 克，白芍 10 克，炙甘草 3 克，五味子 10 克，五加皮 10 克，陈皮 5 克，苏子 5 克。

生姜 2 片，大枣五枚，丹参 15 克，生龙牡各 15 克（先下）。

14 剂，水煎服，每日 1 剂，早中晚饭后半小时。

三诊：给予温阳定悸之品，心悸胸闷基本消失，咳痰以平，胸片示：心影正常。巩固治疗益气养阴，调肺养心。

辛夷 10 克（包），苍耳子 10 克，玄参 10 克，板蓝根 10 克，山豆根 5 克，黄芪 10 克，麦冬 10 克，五味子 10 克，太子参 10 克。丹参 15 克，苦参 15 克，蚤休 10 克，焦三仙各 10 克，生牡蛎 10 克（先下），生姜 3 片，大枣 5 枚。

14 剂，水煎服，每日 1 剂，早中晚饭后半小时。同时给以"调肺养心颗粒"巩固治疗，三月后未复发，病告痊愈。

病案 3 陈某，女，13 岁，初诊日期：1977 年 11 月 30 日。

两周前高热，流鼻涕，咳嗽。按感冒治疗后高热虽降，但低热不退，体温持续在 37.5℃～38℃之间，自汗出，心悸不宁，体倦无力，食欲不佳，时有咳嗽气粗，咯痰不爽，小便短黄，口干欲饮，大便正常。咽喉红，肺部听诊未闻及干湿性啰音，心率 120 次／分，心律不齐，肝在肋下 1.5 厘米，脾未扪及。血沉 20 毫米／小时，白细胞计数 8.2×10^9／升，X 线示：正常，心影不大，肝功能正常。抗"O"1∶400，

心电图：窦性心律，心率120次/分，P-R间期0.28~0.3秒，QRS时限0.06秒。为Ⅱ度房室传导阻滞，呈文氏现象，诊断：病毒性心肌炎。即用青霉素肌注，口服维生素C，治疗1周，因收效不显而停用，要求中医治疗。诊查所见：体温37.4℃，伴见咳嗽，口干，咯痰不爽，胸闷不思饮食，活动后心悸，烦躁不安，小便黄，大便干。舌质红舌苔微腻，脉数而结代。咽红，心率110次/分，心律不齐，白细胞计数7.2×10^9/升。证属于：痰热内羁，肺胃传输不利，内扰心窍，以致心悸神烦，治疗以清宣肺胃，涤痰宁心，宗栀子豉合半夏泻心汤加减。

山栀3克，淡豆豉10克，黄芩10克，半夏6克，马尾连6克，淡干姜1克，莱菔子6克，远志10克，生石膏30克(先下)，蚤休15克，炙杷叶10克。3剂。珠黄散6瓶，早晚各1瓶，口服。

二诊：(1977年12月日)低热趋降，心悸心烦减轻，大便已解。小便尚黄，略有胸闷。心电图复查：窦性心律，心率74次/分，P-R间期0.2~0.24秒，QRS时限0.08秒。Q-T间期0.36秒，P波倒置，为Ⅰ°房室传导阻滞，证属肺胃传输趋利，痰热扰心向平，再拟原方加减，以希一鼓荡平，庶无贻患。

山栀3克，黄芩10克，半夏6克，马尾连6克，淡干姜1克，莱菔子6克，蚤休15克，柏子仁10克，淡豆豉10克，枳壳6克，川郁金6克。3剂。

三诊(1997年12月15日)：叠进清化热痰之品，身热已解，咳痰亦消失，心悸胸闷未作，舌红脉缓，心电图复查：窦性心律，拟以沙参麦冬汤加减，养阴清热，以善其后。

南沙参10克，桑白皮5克，地骨皮5克，杏仁6克，半夏5克，芦根15克，淡竹叶10克，麦冬10克，生谷芽、麦芽各10克，炙杷叶10克。

按：此例由于痰热内蕴，肺气失宣，胃失和降，肺胃传输不利，因而蒙蔽清窍，神不守舍，舍空而痰热乘之，以致于出现心神烦躁，小便黄，大便干燥。胸闷舌苔腻，脉象结代，病邪已经传里，故用山栀，豆豉宣泻去烦，以治胸中烦躁，黄芩、黄连性味苦寒，以清上冲之势；半夏，干姜辛温，以开中焦痰实；石膏，远志，蚤休清热解毒，涤痰宁心；莱菔子，炙杷叶降气化痰，宣肺止咳，配以珠黄散涤痰通腑，镇静安神，则清宣肺胃，涤痰宁心之功更显著，痰热既清，病势顿挫，因而达到"祛邪则正安"的目的。

病案4 陈某，男，9岁，初诊日期：1997年9月3日。

患儿1年前初患肝炎，治疗有所缓解。继则苦于服药，病情反复，消瘦，胸痛，心率110次/分，偶有早搏。肝在肋下2厘米，脾未扪及。血沉30毫米/小时，白细胞计数10.0×10^9/升，TTT9单位，TFT(++)，GPT300单位。心电图：窦性心律不齐，T波倒置。诊断为迁延性肝炎并发病毒性心肌炎。经用心得安，保肝药和中药50余剂后，心悸减轻，惟有胸胁疼痛不已。GPT158单位，血沉12毫米/小时，心电图复查：窦性心律不齐，T波低平，特请会诊治疗。诊查所见：心悸胸痛，胁痛纳差，面色发暗，神情呆滞，舌有瘀斑，脉涩不利，偶有结代，心率70次／分，节律不齐。证属于气滞血瘀，心络挛急。治疗活血化瘀，佐以调中，宗血府逐瘀汤加减，处方：

当归10克，赤芍10克，桃仁10克，红花10克，炙甘草3克，柴胡10克，川芎6克，枳壳5克，川楝子10克，桔梗5克，生山楂15克。

5剂，水煎服，每日1剂，早中晚饭后半小时。

二诊（1977年9月12）：药后胸胁痛减轻，心悸仍作，舌旁仍有瘀斑，脉涩不利，再拟原方加减去桔梗6克，加蒲黄、五灵脂、炙鳖甲。

当归10克，赤芍10克，桃仁10克，红花10克，炙甘草3克，柴胡10克，川芎6克，枳壳5克，川楝子10克，生山楂15克。蒲黄10克，五灵脂10克，炙鳖甲15（先下）。

10剂，水煎服，每日1剂，早中晚饭后半小时。

三诊（1977年9月25日）：药后胸胁痛已，心悸未作，舌质瘀斑大减，纳食大增，面转红润。脉涩不利，肝在肋下1厘米，GPT正常，心电图复查：正常。再拟理气活血和中，以善其后。

按：此例肝炎失治，影响疏泄功能，以致气血不能调畅，气之与血，如影随形，气行则血行，气滞则血滞，气不行血，则血流不畅，故胸胁疼痛，性急气逆，血随气涌，经常鼻衄。病久气滞。血流瘀结，投以血府逐瘀汤、失笑散以活血化瘀，使心络畅通，而悸痛自止。

第二节　小儿汗证

汗是人的津液，存在于体内，阳分的为津，阴分的为液，排泄于体外的就是汗。汗出为人体生理的自然功能，如天气炎热，衣服过厚及运动后的出汗，均为正常生理状态，若无故而出汗，便为病象，尤其小儿为纯阳之体，气血未充，腠理未固，阴阳容易偏胜，更易于患此证。

一、中医对于"汗"的认识

汗液是人体五液之一，由阳气蒸化津液而成，如《素问·阴阳别论》云："阳加于阴，谓之汗。""汗为心液"，因心血津液所化，汗由津液所泄。故《灵枢·五癃津液别》云："天暑衣厚，则腠理开，故汗出。"小儿体禀少阳之气，清阳容易发越，入睡后身热微汗出，而别无他者亦属生理之常。另因天气炎热衣被厚，乳食过急，活动剧烈，惊恐等导致汗出者，也不属于病态。根据笔者半个世纪的亲身治疗体会，凡入夜睡后，不论寒暑冬夏，均有微汗熏蒸的现象，尤其小儿更为明显，这和人与自然关系密切，天人合一认为，人在夜间汗出，犹如夜间露（夏）雾（冬）天地间正常的现象。如肤干无汗或遍体汗淋，必生病变，故人不可无汗。无汗则腠理闭塞，热难散发，大汗则不但散热过多而耗气，也会伤及津液有损于心血，甚至大汗不止，导致衰脱。

二、病因及分类

小儿汗证的发生，多由体虚所致，其主要原因：禀赋不足，阴阳脏腑失调，营卫不和，卫阳不固，腠理开合失司。

小儿汗证可以分自汗和盗汗，小儿气血未充，腠理未固，加之禀赋不足或后天调理失常，致肺气虚弱，均为形成自汗或盗汗，肺脾气虚，卫表不固，故汗出不止。

所谓自汗是无其他原因而自然汗出。其有虚实之分，如因表虚而卫阳不固，每见发热恶寒，汗出如水；如因胃中有热，热蒸而汗出的表现为发热不恶寒，汗出如蒸，肌肤灼热。

盗汗是睡中汗出，醒后即收的，其盗汗的原因①有心阴虚而津液不能内敛。②热搏于心，心热液泄。

小儿汗证有虚实之分，虚证有肺卫不固，营卫失调，气阴亏虚；实证多因湿热迫蒸所致。

三、辨证施治

总体治疗原则：敛汗法是专为汗证而设的，以治盗汗和自汗，盗汗治疗宜收涩敛汗，滋阴养液；自汗治疗宜补气固表收涩止汗。

（一）自汗

1. 胃热自汗

因阳明实热，邪热熏蒸，逼汗外出，属于实证，治疗应给予清热祛邪，热邪一去，汗自即收，可用白虎汤或调味承气汤。

2. 营卫失调

大病及各种杂病以后，出现脏腑失调，导致营卫失和，腠理开合失常而汗出外泄，出现以自汗为主，身多汗，恶风，偶有低热，可用黄芪桂枝五物汤加味。

3. 表虚不固

小儿肌肤薄嫩，先天禀赋不足或病后发散太过都可导致卫表不固，腠理开泄而时时汗出，以头肩背部多汗，活动后加重，舌质淡舌苔薄白。治疗以益气固表，用玉屏风散和牡蛎散加减。

4. 气阴两虚

见于久病重病急病之后气血失调，气虚则不能顾护阴液，津液外泄，阴亏则虚火内动，逼津外出。以形体消瘦，汗出较多，心烦寐后多汗，手足心热，低热，舌质淡，舌苔花剥，脉象细数。治疗益气养阴，生脉散加减。

治疗自汗，牡蛎散虽为通治之方，但临床须分清表里，进行辨证更为准确。

（二）盗汗

由于小儿精气未充，纯阳之体，平素嗜食肥甘厚腻，积滞内生，郁而生热，甘能助湿，肥能生热，蕴育脾胃，湿热郁蒸，汗液迫而外出，或大病之后，重亡津液，阳气偏亢，心阴不足而成，身多烦热，舌质红赤，大便干，用当归六黄汤以清心火而盗汗止。此为实证盗汗，加川军通下而愈。若为心虚盗汗，睡则汗出，多惊吓，不易安卧者用酸枣仁汤加减。

病案 1　方某，女，3 岁，初诊日期：2005 年 10 月 15 日。

患儿平素较易感冒，汗多，手脚发凉，纳食一般，面色发黄，近一周因发热感冒后，汗出频作，活动后汗出加重，舌质淡舌苔薄白。家长遂带其来门诊要求中药调理。中医诊断：小儿汗证。证属于：腠理不密，卫外不固，自汗频出。治疗补阳敛汗，宗牡蛎散加味。

黄芪 10 克，生牡蛎 15 克(先下)，浮小麦 10 克，炒白术 10 克，大白芍 10 克，麻黄根 5 克，陈皮 3 克，茯苓 10 克，焦三仙各 10 克，生姜 3 片，大枣 3 枚，桂枝 3 克。

5 剂，水煎服，每日一剂，早中晚饭后服用。

二诊：药后，患儿手脚转温，汗出减少，面色较前红润，舌脉同前。原方去桂枝，继续服用，以善其后。

黄芪 10 克，生牡蛎 15 克（先下），浮小麦 10 克，炒白术 10 克，大白芍 10 克，麻黄根 5 克，陈皮 3 克，茯苓 10 克，焦三仙各 10 克，生姜 3 片，大枣 3 枚。

病案 2　孟某某，女，5 岁，初诊日期：2006 年 3 月 2 日。

患儿经常在夜间睡着后出汗，以头汗为多，常能浸湿枕头，醒后汗即收，平素大便偏干，有时几日一行，便出如羊粪，不思饮食，舌苔白腻，脉数。

中医诊断：小儿汗证，证属于：湿热之邪内蕴蒸腾，汗液被迫而出，治当清热利湿，以当归六黄汤加减，以希汗止便通热清。

当归 10 克，生黄芪 10 克，制军 6 克，黄连 1.5 克，黄芩 5 克，黄柏 6 克，生地黄 10 克，生甘草 3 克，焦三仙各 10 克，内金 10 克。

5 剂，水煎服，每日一剂，早中晚饭后服用。

二诊：药后，夜汗明显减少，大便通畅，饭量增加，舌质淡红舌苔薄白，治疗有效，再拟原方，以巩固疗效。

当归 10 克，生黄芪 10 克，制军 6 克，黄连 1.5 克，黄芩 5 克，黄柏 6 克，生地黄 10 克，生甘草 3 克，焦三仙各 10 克，内金 10 克，香稻芽 10 克，六一散 10 克（包）。

按：此为实证盗汗，故用当归六黄汤加制军通下而治愈。

病案3 徐某，女，10 岁，初诊日期：1963 年 9 月 4 日。

证经 3 年，本患风湿性心脏病，平素心跳自汗，四肢浮肿，咳嗽不爽，饮食二便尚可，面色苍白不泽，舌苔薄白，脉细无力，虚里波动明显。

此为脾肾之阳衰微，水饮浮泛横溢，上激于肺则咳嗽，灌注肌腠则浮肿，水气凌心则悸动自汗，阴霾弥漫，真阳埋没，证势如此，颇为棘手，拟以温振肾阳，以去水湿，健运太阳，而化浊气，以济生肾气丸加减。

桂枝 5 克，熟附子 10 克，熟地黄 10 克，山茱萸 5 克，淮山药 10 克，茯苓 10 克，泽泻 6 克，怀牛膝 10 克，车前子 10 克（包），五味子 3 克。

清阿胶 10 克（烊化）。

另：锡丹 6 克，每日 2 次，每次 1.5 克。

二诊：药后心悸怔忡减轻，汗减少。肢肿渐消，面色微有华润，咳嗽亦减，舌苔薄白脉濡，证象有进步，再拟温养治之。

肉桂 3 克，熟附块 10 克，熟地黄 10 克，山茱萸 5 克，人参 6 克，淮山药 10 克，茯苓 10 克，泽泻 6 克，怀牛膝 10 克，车前子 10 克（包），五味子 3 克，清阿胶 10 克（烊化），菟丝子。

另：河车大造丸 10 粒，早晚各 1 粒。

第三节　小儿夜啼

小儿夜啼是指婴儿每至夜间，间歇性的高声啼哭，持续不已，甚至通宵达旦方止，而白天跟正常儿童一样，以新生儿及婴儿多见。

啼哭是新生儿及婴儿的一种生理活动，正常情况下不为病态，如饥饿，惊恐，过冷或过热，尿片潮湿等都会引起啼哭，经过处理后，啼哭会很快停止。

小儿夜啼则是不明原因的反复啼哭不止。

小儿夜啼一证，很多家长对此并不重视，当做孩子拗哭。其实过度的啼哭，往往是一些疾病的先兆。

一、病因

根据文献记载，形成小儿夜啼的原因很多，其中主要以脾寒，心热为主兼有受到惊吓所致。

1. 脾寒夜啼

胎禀赋不足或后天护理不当，腹部受寒，寒凝气滞则腹痛，由于夜属于阴，而脾为至阴，夜晚阴寒加重，导致腹痛，故以夜间作痛明显，啼哭加重。

2. 心热夜啼

母亲孕期过食辛辣或脾气急躁，遗热于胎儿或出生后护理过当，感受火热之邪，积热于内，出现心火上炎，心神不宁而哭闹不止。

3. 惊恐夜啼

小儿神气怯弱，智慧未充，突闻异响声或忽见怪物异物，突然坠地，常可致惊恐，恐则伤神，致使心神不宁，睡中不实，惊恐而哭。

二、治疗

中医治疗，重在辨证，寒啼、热啼较易辨认，古代医家尚有"见灯啼愈甚，无灯啼稍息"作为心热夜啼的诊断，当然今天仅作为我们临床的参考。《小儿药证直诀》谓："小儿夜不成寐，而多啼哭，阴虚内热居多。"

在治疗方面《医宗金鉴·幼科心法》云："夜啼寒热因胎受……面赤溺闭属心热。热用导赤寒钩藤。"

1. 脾寒

面色青白，四肢不温曲腰而哭闹，腹痛便为青绿色，宜用钩藤饮＋匀气散。

当归10克，川芎3克，白芍10克，钩藤5克，茯神10克，木香3克，砂仁1.5克（打），良姜5克，桔梗3克。

2. 心热

面赤唇红，多泪烦躁，见灯尤甚，发热，小便短赤，大便干燥，宜用导赤散。

川木通3克，淡竹叶10克，生地5克，芦根15克，蝉衣3克，灯心草1克，焦三仙各10克。

3. 惊恐

夜里突然啼哭，时作惊惕，面色青白，哭声时高时低，指纹紫。

丹参10克，菖蒲5克，远志5克，茯神10克，钩藤5克，菊花5克，蝉衣3克，僵蚕5克，郁金5克。

病案：吴某，女，1岁，初诊日期：1982年2月17日。

患儿近五日，每于夜间11点钟，烦躁不安，睡则不实，醒后哭闹不止，似有惊恐之态，尿黄，纳乳食不香，舌苔薄白，指纹紫滞，于今日前来门诊就诊，诊察后认为：小儿夜啼。证为：稚嫩之体，神怯气弱，遭受惊吓，惊则气乱，阴阳失衡，故睡眠不宁，夜间啼哭不已，治疗当宁心镇惊。

蝉衣3克，薄荷3克（后下），钩藤6克，天竺黄5克，麦冬5克，生牡蛎10克（先下），川木通3克，淡竹叶10克，生地5克，芦根15克，灯心草1克，焦三仙各10克。

3剂，水煎服，每日1剂，少量频服。

二诊：药后，睡眠踏实，晚间未再出现啼哭，纳食稍差，原方加减继服用巩固。

蝉衣3克，薄荷3克（后下），钩藤6克，生牡蛎10克（先下），橘皮3克，芦根15克，灯心草1克，焦三仙各10克，焦山栀3克，枳壳3克。

第五讲

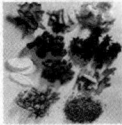

小儿神经系统疾病

第一节 小儿抽动－秽语综合征

小儿抽动－秽语综合征是现代儿科临床常见的精神系统疾病，又称"多发性抽动"。本病以不自主抽动伴有言语障碍症状为主的综合征，是一种儿童时期起病，临床以多发性不自主抽动及发声为主要特征的椎体外系疾病。同时又是一种遗传性神经精神疾病，遗传方式倾向于常染色体显性遗传伴不完全的外显率。男女之比3:1~4:1，男孩多于女孩，病程持续时间很长。

其临床症状第一表现是抽动，可见头面部或躯干部或腹部以及上下肢多处出现不同程度的抽动，第二表现秽语，可以听到喉部发出奇特的怪叫声，说话时个别字的音节或句子不清楚或说出骂人的脏话－秽语，即由言语时抽动所致。

运动障碍：小动作多，攀爬登高，手脚不停息，咬指甲，吮手指，咬衣角，活动多，不停地奔跑跳跃，话多，做事不能持久；共济失调，精细动作不协调。

行为障碍：患儿冲动任性，易发脾气，缺乏自我控制能力，爱打斗伤人。

思维障碍：患儿注意力不集中，重复动作，重复语言，写字计算比较粗心，容易出错。

人格障碍：污言秽语，行为异常，随地吐痰，较大儿童有怪异行为。

这些障碍，虽然每个患儿并不一定全部出现，但都具有轻重不同的行为障碍，往往经年累月不愈，甚至延及终身，严重者影响学习、工作和生活，也给家长产生很大的精神压力。

目前对于这种病的病因，众说纷纭，西医学尚不清楚，有人考虑与遗传背景下脑内多巴胺含量升高，以致于调节运动功能紊乱而造成；也有人认为与精神因素有关。

因本病缺乏准确的辅助检查项目作为诊断的标准，神经系统检查无阳性体征脑电图无特征性改变，有的患儿也可出现脑电图轻度异常。所以国外对此病又称"脑功能轻微障碍症"。

本病的临床特点：①以运动性抽动为首发症状，且以头面运动性抽动为多见，其中眨眼为最常见的首发症状，喉中发声常在运动性抽动发作后出现，80%以眨眼为首发症状，仅有15%的患儿以发声抽动为首发症状。运动性抽动特点：多从头面开始，逐渐发展至颈部、肩部、上肢、躯干、下肢，形成多部位抽动，不同肌群受累，频率呈现出从头面上部至足下降顺序。如眨眼、撅嘴、耸肩、手抽动、鼓肚子、下肢抽动，动作交替出现，时轻时重。②发声性抽动的特点：分为简单地发声性抽动和复合性发声抽动。如喉中铿铿有声，嗯嗯声，复合性发声有秽语、重复语言、重复动作。

在运动性抽动和发声性抽动之前，常有咽部不适，眼部不舒服，颈部僵直，腹部肌肉不适，即感觉性抽动。这些是抽动发作的先兆，其中以咽部和眼部不适最常见。

针对上述发病的特点，我从中医理论出发，就本病的病因、病名、病机和治疗进行了深入的探究，从而形成了一整套的理论及治疗体系。

一、病因病机

小儿抽动－秽语综合征是西医学的病名，中医学虽无此病名，但类似记载却很早，其临床表现与风邪致病的特点相类似，属于内风，《素问·至真要大论》云："诸风掉眩，皆属于肝"，"诸暴强直，皆属于风"，可见内风与肝的关系密切，风邪的特点是风为阳邪，其性善行而数变，小儿抽动－秽语综合征多以头面部的抽动为首发症状，多以一组抽动结束或缓解，而另一组抽动又出现或重新增加新的症状，根据上述的认识，我认为应将其归属于中医学的"肝风"范畴内，所以我以""肝风"确立此病名。

小儿先天禀赋不足，尤其以肺脾虚弱是发病的原因，小儿脏腑娇嫩，其生理特点是肝常有余，心常有余，肺常不足，脾常不足，肾常虚，感受外邪，易于诱发肝风内动，如肝脏失疏泄，郁而化火，火生风，则抽动不已；小儿肺常不足，肺开窍于鼻，咽喉为肺之门户，肝风则表现为耸鼻子、喉中出声。脾常不足，易于出现脾失健运，痰湿内生，脾虚肝亢，即土虚木必摇，脾为生痰之器，肺为贮痰之器。肾水不足，阳亢于上；可见本病关乎五脏，本源在肝，病发于肺。

怪病责之于痰，喉中吭吭有声，嗯嗯声，秽语，重复语言、重复动作。这些异常发声和行为，都属于中医所说的玩痰作祟。风与痰在病理方面密切联系，往往风动则火升，火盛则风动，风火相煽，则熏蒸津液为痰，风痰鼓动，横窜精髓则抽动不已。

故此我根据"诸风掉眩，皆属于肝"和"脾为生痰之器，肺为贮痰之器"的理论，提出小儿抽动－秽语综合征是一种关乎五脏，本源在肝，病发于肺的疾病。

二、治疗新思路

小儿抽动－秽语综合症应属于内风范围，因此治疗时必须审证求因，因证施行，方能收到一定的疗效，并非单纯的见风息风，见痰治痰。所以在治疗小儿抽动－秽语综合征，我主张从肺论治，巧施截断防传变的原则。《内经》云："上工治未病，救其萌芽"，"从肺论治"是一种先证而治的思想，即掌握疾病发展过程的变化规律，知其预后，领先一步，在其证出现以前拟定治疗措施。因为小儿"肺常不足"，肺气为五脏之华盖，不耐寒热，外邪入侵，可从皮毛或口鼻而入，肺首为被侵，同时易于发生传变，肺经有病，不能正常的克制肝木，肝常有余，乘脾土，是土虚，土虚木必摇，"肝从左而主升，肺从右而主降"，肺与肝在五行中相克，在气机中存在相互制约，相互协调的关系，五脏之间在生理上有一定的联系，在病理上互相影响，导致一系列生克制化的异常，正是基于这样的思想，我主张从肺论治，切断病邪传变的途径，免于他脏受邪。

从肺论治，不仅仅是一味地治肺，只是间接调他脏的一种方法，仍不脱离平肝息风的方法。在此基础上，我创立了调肺平肝，息风化痰通络之法，研制了"息风宁静汤"，临证治疗每获良效，此病疗程长，易于复发，考虑患儿长期服药之不便，将其制成"息风制动颗粒"，解决服药的困难。

"息风制动颗粒"的组方成分：

辛夷 10 克(包)，苍耳子 10 克，玄参 10 克，板蓝根 10 克，山豆根 5 克黄连 3 克，菊花 10 克，天麻 3 克，钩藤 10 克，木瓜 10 克，伸筋草 15 克，全虫 3 克，蝉衣 3 克，白芍 10 克，金箔 1 张（先下），焦三仙各 10 克，内金 10 克。

辛夷、苍耳子宣肺通鼻窍，畅气机，玄参、板蓝根、山豆根清热解毒利咽，充分体现从肺论治的思想，祛邪护肺安内宅，截断传变途径。黄连、菊花明目清热去肝火，治疗眨眼；天麻、钩藤疏肝息风，以治头摇，木瓜、伸筋草祛风散寒，舒筋活血，以治肢体抽动，白芍养阴柔肝，以治腹部抽动，钩藤、全虫辛温燥烈，行表达里，搜风通络效果强，可以化痰解毒散结。如伴见喉部不适，清嗓子时，可加入蝉衣、僵蚕。本方本着辨证论治原则进行组方遣药，常能切中病机，取得较好的疗效。

从中医的观点来看，本病的发生与肝肺二经失调有着极其密切的关系，由于风、痰、火、气四者的相互作用，临床上出现的证情相对复杂，虚实并存，以至于阴阳乖戾，变异多端，怪相频出，反复无常。所以临床辨证是非常重要的，除了经验方"息风制动颗粒"的应用，还须灵活辨证，加减应用。

三、辨证应用

1. 肝亢风动证

五志化火或外邪引发肝阳暴张，出现摇头耸肩，挤眉撅嘴，喉中发声，耸肩踢腿，同时伴见烦躁易怒，头痛，咽红痒或肋下满闷，面红，大便干，小便赤，舌红苔黄，脉象弦，此时治疗当以清肝泻火，息风镇惊，可以用泻青丸和息风宁静汤加减。

病案 薛某，男，6岁，初诊日期：1995年10月11日。

患儿出现点头、耸肩一年，频繁眨眼近半年，曾于眼科医院就诊，考虑结膜炎，给予眼药滴眼，症状无改善，眨眼持续加重，慕名前来就诊，考虑为小儿抽动－秽语综合征。目前症见：频繁眨眼，偶有挤眼，耸肩、四肢抽动有力，烦躁固执，易于发怒，便干尿黄，舌红苔黄，脉象弦。证属：肝亢化火，厥阴风动，治疗当以清肝泻火，息风镇惊。

处方：龙胆草5克，栀子3克，制军10克，羌活10克，防风10克，当归10克，川芎5克，钩藤10克，菊花10克，白芍10克，全虫3克，木瓜10克，半夏5克，伸筋草15克，黄连3克。

14剂，水煎服，每日一剂。早中晚饭后半小时服用。

二诊：药后烦躁抽动明显减轻，自觉咽喉部不适，发出吭吭声，治疗以清热利咽，佐以平肝息风。

处方：玄参10克，板蓝根10克，山豆根5克，桔梗3克，炙甘草3克，蝉衣3克，僵蚕10克，青果10克，钩藤10克，龙胆草5克，黄芩10克，栀子3克，焦三仙各10克。

14剂，每日一剂。配以"息风制动颗粒"，2次/天，1袋/次。

按： 本例患儿性情固执，木失调达，郁结不展，化火生风，形成肝亢风动，故用羌活、防风引火上行，散火于外，肝风内动，眨眼频繁，钩藤、菊花祛风通络，当归、川芎、白芍养血润燥。肝亢化火，非苦寒泻火之品不能平，故用龙胆草苦寒泻火平肝，栀子、制军通利二便，导热下行，两周后，抽动明显减轻，只有咽部不适，故二诊，以清热利咽为主，佐以平肝息风，服用2周，症状基本恢复，为巩固疗效，调服半年，改用冲剂，一年后随访，症状稳定。

2. 痰火扰神证

小儿平素多食厚味油腻，内生痰湿，日久化热，痰火扰动心神。故发病急，喉中怪声连连，骂人秽语，心烦干渴，眠差，睡中不踏实，舌红苔黄，脉象滑数。治当以清火涤痰，平肝安神，用息风宁静汤和礞石滚痰汤加减。

病案 于某某，男，12岁，初诊日期：2005年5月21日。

证经两年余，被诊断为小儿抽动－秽语综合征，多方求治，效果不理想，近日因感冒后症状加重，眨眼不断，双上肢抽动，喉中痰鸣声，性急烦躁，口出秽语，大便干燥，小便黄赤，舌红苔黄，脉象滑数，证属：痰火扰神，阳邪亢逆，治疗当以豁痰清火，安神镇静。

处方：玄参10克，板蓝根10克，山豆根5克，黄连3克，菊花10克。

菖蒲10克，郁金10克，青礞石15克（先下），制军10克，钩藤10克，陈皮5克，半夏5克，木瓜10克，伸筋草15克，全虫3克。

配以复方鲜竹沥水（兑服）14剂，水煎服，每日一剂。

二诊：药后，喉中怪声基本消失，烦躁秽语减轻，眨眼上肢抽动基本缓解，改为柴芩温胆汤清除余邪气，化痰息风。

处方：柴胡10克，黄芩10克，半夏5克，茯苓10克，炙甘草3克，枳壳5克，钩藤10克，竹茹5克，菊花10克，陈皮5克，生姜2片，大枣五枚。

14剂，每日1剂。同时加配"息风制动颗粒"2次／天，2袋／次，一月而安。

按：该患儿平素喜食油炸快餐饮食，日久痰湿内生，加之性情急躁，气有余便生火，火灼津液，结而生痰，痰火上扰，阳气独赤，故发病来势急剧，出现眨眼，肢体抽动，痰蒙清窍故口出秽语，治疗当以清火涤痰，用黄芩、大黄降火泻热，青礞石清顽痰，逐痰效果好，菖蒲、郁金清热豁痰开窍，陈皮、半夏、竹沥水加强化痰作用，钩藤、全虫平肝息风以制动。

3. 脾虚肝亢

平素脾虚或久病，土虚木必摇，症状见抽动无力，时轻时重，时发时止，精神倦怠，面色苍白，纳食差，睡卧露睛，喉咙时有吭吭声，大便溏，小便清长。

病案 李某，女，8岁，初诊日期：1991年5月27。

患儿四年来挤眉弄眼、晃头、肢体抽动、时发时止，伴以喉中吭吭作声，声低力弱，曾在某医院治疗，诊断为抽动－秽语综合征，服用西药两年，收效不甚明显，因副作用较大而自行停药，遂来门诊求治。

刻下症：抽动时轻时重，轻则挤眉弄眼、口角歪斜，重则全身自动弹起，注意力不集中，成绩下降，脾气急躁，喉中吭吭作声，纳食差，面色萎黄无华，舌淡，脉象细无力。证型：脾虚肝亢，虚风心动，治疗扶土抑木，息风宁静汤和异功散加减。

党参10克，黄芪10克，茯苓10克，炙甘草3克，陈皮5克，半夏5克，钩藤10克，木瓜10克，伸筋草10克，青果10克，蝉衣3克，菊花10克，焦三仙各10克，全虫3克。

14剂，水煎服，每日1剂，早中晚饭后半小时服用。

二诊：抽动减轻，稍能自控，喉中吭吭作声减轻，思食稍好，面色较前有红润，舌脉如前，症情既已好转，原方加减。

党参10克，黄芪10克，茯苓10克，炙甘草3克，陈皮5克，半夏5克，钩藤10克，木瓜10克，伸筋草10克，焦三仙各10克，生姜2片，大枣5枚。

7剂，水煎服，每日1剂，早中晚饭后半小时服用。

三诊：叠进缓肝理脾，扶土抑木之品，诸证基本消失，抽动停止，痰鸣亦除，纳食佳，精神状态好，脾气急躁减轻，仍觉四肢无力，舌苔薄白，脉象细缓，此为病久正气耗伤，气血未复，为巩固疗效，以防反复，以益气和血，扶正调中。

党参10克，黄芪10克，茯苓10克，炙甘草3克，陈皮5克，半夏5克，当归10克，川芎5克，黄精15克，焦三仙各10克，生姜2片。

7剂，水煎服，每日1剂，早中晚饭后半小时服用。共坚持治疗3月，随访未再复发。

按：本例患儿证经四年，抽动时轻时重，喉咙时有吭吭声，表现为一派风痰为患之象，平素脾虚，脾为土，肝为木，相互生克制化，脾土虚则肝木亢逆，引起土虚木亢，风动痰生，出现抽动、喉中痰鸣，势缓力弱，所以在治疗上应抑木扶土，调肝理脾，以绝痰生，故用党参、白术、黄芪、茯苓健脾益气以补虚，钩藤、全虫通络息风，陈皮、半夏燥湿和中以除痰，诸位药合用，共奏抑木扶土之效。

4. 阴虚风动

抽动时间较长或热病之后，阴血耗伤，可出现水不涵木，阴虚风动，筋脉抽动，形体焦悴，五心烦热，耸肩，头晕，肢体震颤，便干汗出，喉中有声，舌红少津，脉象细数，治疗以降火息风，滋水涵木，三甲复脉汤加息风宁静汤加减。

病案 王某，男，5岁，初诊日期：1991年5月24日。

患儿自3岁半开始出现不自主的眨眼、摇头、耸肩、喉中发声，曾被确诊为小儿抽动-秽语综合征，给予服用西药，症状缓解不理想，且药后口角流涎不已，家长因其疗效不显，欲求中医治疗，特来门诊求治。刻下症：患儿抽动部位交替出现，形体偏瘦，手足心热，盗汗，口干渴，舌尖红少苔，脉象细数，证型：阴虚风动，给予滋阴息风潜阳。以三甲复脉汤加减合息风宁静汤。

炙鳖甲15克（先下），龟板15克（先下），生牡蛎15克（先下），大白芍10克，炙甘草3克，钩藤10克，全虫3克，清阿胶10克（化烊），鸡子黄一枚（冲）。

20剂，水煎服，每日1剂，早中晚饭后半小时服用。

二诊：症状明显改善，未再出现盗汗，抽动甚微，仍体弱，舌红少苔，脉象细数，改拟一贯煎，以养肝胃之阴。

北沙参10克，枸杞子10克，五味子10克，川楝子10克，石斛10克，蜈蚣1条，麦冬10克，生地10克，钩藤10克，炙鳖甲15克（先下），生谷、麦芽各10克。

20剂，水煎服，每日1剂，早中晚饭后半小时服用。

三诊：服用三周，抽动未作，稍感体壮，食欲增强，继续用药一月，随访至今未再复发。

按：阴阳只有互相平衡，才能维持人体正常的生理功能，一旦失去协调，便生百病，阴虚液亏，阴不制阳，阳亢化火，抽动时发，手足心热，盗汗，本例患儿病患数年，时时抽动，用鳖甲、牡蛎、龟板育阴潜阳，镇肝息风。阿胶、鸡子黄具有填精补髓的作用，二诊给予一贯煎养阴醒胃，助消化，解鳖甲、牡蛎、龟板、阿胶等滋养之品碍胃的弊端。

5. 气阴两虚，痰热内扰

发病日久耗气伤阴，滋生内热，热甚动风，抽动不已，扰动心神，出现惊悸不眠，气阴两虚，痰热内扰之虚实夹杂之证，治疗以清热化痰，以佐益气养阴。

病案 史某，男，6 岁。

患儿近半年来，经常挤眉弄眼，时发动肩摇头，喉中怪声，言语不清，甚至流涎不止，曾多方救治，被确诊：小儿抽动－秽语综合征，服药甚多，然效果不好，今日慕名来就诊，症状见：眨眼皱眉，口角流涎，喉中怪声，言语不清，性情急躁，坐立不安，惊悸不眠，纳食差，二便正常，舌质红苔花剥，脉细数。证属于：气阴两虚，痰热内扰，佐以柔肝息风。

处方：黄连 3 克，钩藤 10 克，菊花 10 克，全虫 3 克，紫丹参 10 克，菖蒲 10 克，青果 10 克，郁金 5 克，黄芩 10 克，半夏 3 克，锦灯笼 10 克，石斛 10 克，青礞石 15 克（先下），焦三仙各 10 克。

7 剂，水煎服，每日一剂，配合"息风制动颗粒"共同服用。

二诊：心烦减轻，喉中怪声消失，言语吐字较前改善明显，但有眨眼，地图舌，脉细无力，胃阴不足，虚风内动，以一贯煎加减。

北沙参 10 克，石斛 10 克，五味子 10 克，川楝子 10 克，枸杞子 10 克，山药 10 克，炙甘草 3 克，钩藤 10 克，菖蒲 10 克，全虫 3 克。

7 剂，水煎服，每日一剂，配合"息风制动颗粒"共同服用。

三诊：眨眼好转，滋水涵木，三甲复脉汤。

处方：炙鳖甲 15 克（先下），龟板 15 克（先下），生牡蛎 15 克（先下），大白芍 10 克，炙甘草 5 克，钩藤 10 克，桔梗 5 克，清阿胶 10 克（化烊），鸡子黄一枚（冲），茯神木 10 克，络石藤 10 克。

服用上方 30 剂，复诊，症状基本消失，偶有手指抽动，给予"息风制动颗粒"巩固治疗。按：本例患儿素体气阴不足，本质已虚，阳易亢动，化火生风，故近半年经常挤眉弄眼，甚至动肩摇头，由于风乘火势火助风威，风火相煽灼液成痰，横窜经络则抽动愈甚。痰蒙清窍，则言语不清，喉中怪声，此时非速用镇潜降火，豁痰开窍，去其标实，则难以平息内风痰动的猖獗，故用石菖蒲、郁金、紫丹参清心豁痰开窍，青礞石半夏，蠲逐顽痰，黄芩、制军，苦寒降火泄热，石斛、钩藤、全虫养阴息风，以平亢逆。服药两周后痰蒙阻窍见功，虚风内动未已，审由肝肾阴虚水不涵木，改沙参、枸杞、石斛、五味子养阴生津，川楝子疏肝利气，白芍、甘草柔肝舒筋，钩藤、全虫、菖蒲息风通窍。服药后虽然诸症明显减轻，但抽动仍做，属肾虚水泛不能涵木，以致肝风内动恣逆不已，故用三甲复脉汤和定风珠加减，30余剂，终于收到理想的效果。

第二节　小儿癫痫

小儿癫痫是发作性疾患，是脑内神经元群异常放电所致的突发性和阵发性脑功能障碍，是小儿神经系统常见疾病。

其特点多为：突发性、暂时性、反复性，至少发作两次以上。

一、西医学的认识

（1）先天或后天性脑内损伤可产生异常放电癫痫灶。

（2）遗传因素：包括单基因、多基因、染色体异常伴癫痫发作，线粒体脑病等。

（3）诱发因素：许多体内、外因素可促使癫痫的临床发作。如遗传性癫痫好发于某一特定年龄阶段，有的癫痫主要发生在睡眠或睡醒时，如女性患儿青春来临时亦有癫痫发作加重的。

二、癫痫发作的临床表现

1. 局灶性发作

发作时脑电图（EEG）可见某一脑区的局灶性痫性放电。

（1）单纯局灶性发作：发作时无意识丧失，持续时间10～20秒，其中以局灶性运动性发作常见。表现为头、颈或四肢某部分的强直或阵挛抽动，可见头、眼同向偏斜的旋转性发作，部分儿童初期有头痛、腹部不适等，部分患儿可有抽搐后肢体短暂麻痹，可持续数分钟或几小时后消失。

（2）复杂局灶性发作：见于颞叶和部分额叶发作，一开始有意识部分丧失，伴精神行为异常。

（3）局灶演变为全面性发作。

2. 全身性发作

两侧半球同步放电，伴有程度不等的意识丧失。

（1）大发作：（强直－阵挛性发作）：临床最常见，分强直期和阵挛期，发作中呈全脑棘波或棘慢波复合波发散。

（2）失神发作：发作时突然停止正在进行的活动，意识丧失但不摔倒，手中物品不落地，两眼凝视前方，持续数分钟后恢复意识，回忆不起刚发生的动作。

（3）肌阵挛发作：突发的全身或部分骨骼肌触电样收缩，常表现为突然点头、前倾或后仰等表现。

（4）阵挛性发作：肢体、躯干、面部或肌肉节律性抽动而无强直发作。

（5）婴儿痉挛：表现为点头、伸臂、弯腰、踢腿，整个过程1～3秒。

（6）强直性发作：肌肉强直伴意识丧失，但患儿固定于某种姿势约5～6秒。

三、儿童常见的癫痫综合征

1. 伴中央颞区棘波的儿童良性癫痫

为儿童常见，属于常染色体显性遗传，2～14岁发病，发作在入睡后或睡醒时，发作大都起于口面部，呈局灶性发作。脑电图：在中央区和颞中区，可见棘、尖波或棘－慢波复合波。

2. 儿童失神癫痫

3～13岁间发病，6～7岁高峰，2/3为女孩儿，有明显遗传倾向，频繁的失神，数十次或更多，不超过30秒，不跌倒，无明显体位改变。脑电图：棘－慢波复合波爆发，药物易于控制。

3. 婴儿痉挛

1岁以前起病，频繁的痉挛发作，脑电图形及病后精神运动发育倒退为基本临床特征。

表现以：屈曲性、伸展性和混合性三种形式。

4. Lennox－Gastaut 综合征（LGS）

1～8岁起病，是儿童期最常见的一种难治性癫痫综合征。多数患儿的智力和运动发育倒退。脑电图：异常慢波重叠1.5～2.5Hz棘－慢波复合波。

以上我们谈论了西医学对于小儿癫痫的认识，下面我们着重谈一下中医就小儿癫痫的认识、辨证及诊疗过程。

四、中医学的认识

小儿癫痫属于中医儿科惊痫类，临床以突然昏倒，口吐涎沫，发作后即如常人为共同特征。故俗称"羊痫风"。其病因很多，与先天损伤或急慢性惊风、惊吓有关，其发作的程度与风、惊、痰的深浅有关。《内经》云："心主惊，肝主风"而立论，根据临床见证，小儿惊痫，惊与痫是有区别的，惊即惊风，一般分急慢性惊风、急慢脾风。急惊风是由热甚而生风，风属于肝，此阳盛阴虚也，慢惊在脾胃，当去脾间风，治疗以温补。痫证如《医宗金鉴·幼儿心法》："小儿痫证类痉惊，发时昏倒搐涎声，食顷即苏如无病，阴阳惊热痰食风"。本证在证候分类上有阳痫、阴痫的不同，在成因上有惊痫、食痫、风痫、痰痫等区别。痫证与惊风原相类似，主要不同之点在于肢软和易醒，小儿痫证即现代的"小儿癫痫"。《素问·长刺节论篇》即有"病初发，岁一发不治，月四五发，名曰癫痫"的记载。《巢氏病源·小儿杂病诸候》中云："痫者小儿病也，十岁以上为癫，十岁以下为痫"。可见古人对"癫"与"痫"并无严格区分，明代张景岳也认为是一种病如说："癫即痫也，观内经所言癫疾甚详而痫则无辨，即此可知，后世有癫痫、风癫、风痫等名，所指不一，则徒滋或乱，不必然也"。然而到了清代叶天士对癫痫看法非常明确的认为是两种不同的疾患，癫常与狂并称，俗名心风"重阴者癫，重阳者狂"。《临证指南医案》更明确地将癫、狂、痫三者予以辨别。谓："言乎现症，狂则少卧不肌，妄言妄矣，甚则上屋逾垣，其候多躁而常醒；癫则或歌或哭，如醉如痴，甚则不知秽洁，其候多静而常昏；痫则发作无时，猝然昏倒，筋脉，口中作声，后人因其声似分马、牛、羊、猪、鸡五痫，其候经时而必止。癫痫的分立，在中医学领域中澄清了过去混淆不清的看法，符合目前临床实际。

惊风与痫证的临床表现有相似之处，《太平圣惠方》首次立惊风之名，将与痫证区分开来，惊风往往是痫证的诱因，须仔细审证，以免误诊。

五、病因病机

小儿发病的原因诸多，饮食、损伤、先天遗传、风邪所伤都可诱发，中医认为疾病"有诸内，必行于外"，表现于外的，必因于内，每种原因引起小儿发病都与小儿五脏的生理功能是分不开的，小儿肝常有余，脾常不足，肾常虚。肝为风木之脏，肝木自旺，出现手足抽搐，风痰上壅，喉间异声等证，"诸风掉眩，皆属于肝"，小儿脾常不足，脾为湿土之脏，生痰之源，如乳食不节，脾运失常，湿聚生痰，可上蒙清窍，内闭心神，出现昏扑，痰浊阻络，内窜经隧，阻滞肝经，以及风痰上扰，出现四肢抽搐，口吐涎沫。

其发病原因虽多种，但不外先天与后天，外在与内在因素，导致风痰上扰，引动肝风，横窜经隧，心神失养，脾虚生痰，病初多与肝、心、脾有关系。如先天在母腹中受惊，如钱乙在《小儿药证直诀》云："小儿发痫，亦有妊娠惊怖所致者"。一般称为"胎痫"。后天因素与风痰惊突有关，如虞博在《医学正传》云："痫病主痰，因火而动"。

总其原因由于小儿神气未充，形气未健，如被惊怖所惊或痰、食积所伤或被风邪所触，使邪阻心窍，神志郁抑，痰食交结，外痰阻闭络脉故时发作而成痫证，因痰有聚散故病休作无常。

六、辨证论治

从古代看，隋·巢元方《诸病源候论》根据痫证的病因和证候特点分风、惊、食痫三种，根据病性分阴阳两性。

《诸病源候论·小儿杂病诸候·痫候》指出："诸方说痫…皆因三种，三种者风痫、惊、食是也。风痫者，因衣厚汗出，因风入为之；惊痫者，因惊怖乃发；食痫者，因乳哺不节，所成"。《医宗金鉴·幼科心法》提出，除风、惊、食痫三种，另外还有一种痰痫。

古代医家治痫着重于祛痰，祛痰的同时加入泻火清神，养血补血。主要在治痫中加入益气健脾，以断生痰之源，起到"毫不治痰而痰自不生，毫不治痫而痫不自作"的作用。根据病因及临床症状，风痰上扰，引动肝风，横窜经隧，出现抽搐及昏扑，我个人认为治疗当以平肝息风，化痰开窍兼以泻肝火为主，自拟方如下：柴胡5克，白芍10克，炙甘草3克，陈皮3克，僵蚕10克，天竺黄5克，茯苓10克，半夏3克，钩藤10克，竹茹10克。

在服用上述汤药的同时配合使用"息风制动颗粒"，疗效更好。方中二陈汤为一切治痰之方，治气郁生痰，竹茹、天竺黄清里化痰，钩藤、僵蚕通络息风。以上是我个人治疗小儿癫痫的经验方，但中医仍以辨证为主，不可过于拘泥，治疗应灵活用之。

1. 阴痫

主症：发病时面白色青，四肢冷，口吐涎沫，声低，脉沉，指纹不显。

治疗：培补回阳，轻者可用醒脾汤或补中益气汤加减化痰定痫，较重者用固真汤。本证预后不良，治疗切忌克伐之药伤正。

醒脾汤方（轻证）：人参，白术，茯苓，天麻，橘红，半夏，全虫，僵蚕，甘草，木香，胆星。

固真汤方（重症）：人参，白术，茯苓，肉桂，山药，黄芪，甘草，附子。

2. 阳痫

主症：发作时身热自汗，仰卧面赤，牙关噤急，手足掣搐，喉中有声，口吐白沫，脉象浮。其病在六腑，外在肌肤，犹易治也。

治疗：清热泻火，化痰定痫。此证预后良好。可选用龙胆泻肝汤或泻青丸。

3. 惊痫

主症：面色乍青乍白，吐舌惊叫，哭闹，心神不安，脉象不齐，指纹颜色发青。

治疗：清热定惊，用钩藤散＋温胆汤。

方：钩藤，蝉衣，柴胡，茯苓，半夏，陈皮，枳壳，竹茹，全虫，菖蒲，远志。

4. 痰痫

主症：除昏扑抽搐外，可见喉中有痰，口吐痰沫，脉象浮。

治疗：清热化痰，自拟方加青礞石、沉香、黄芩。

柴胡5克，白芍10克，炙甘草3克，陈皮3克，僵蚕10克，天竺黄5克，茯苓10克，半夏3克，钩藤10克，竹茹10克，青礞石15克（先下），沉香3克，黄芩5克。

5. 食痫

主症：面黄、腹部膨隆，吐出泻下的东西，味酸臭，舌质红舌苔黄，脉象滑数。

治疗：清热化痰，"食痫"治疗方法《千金方》中有记载："食痫早下则瘥"。以自拟方加焦三仙、炒莱菔子。

方：柴胡5克，白芍10克，炙甘草3克，陈皮3克，僵蚕10克，天竺黄5克，茯苓10克，半夏3克，钩藤10克，竹茹10克，焦三仙各10克，炒莱菔子5克。

6. 风痫

主症：面色红赤，十指抽动，屈伸如同数物，目直视，不省人事，脉象多浮动数。

治疗：疏风解表。外风阻络，可见剧烈头痛，肢体麻木，口咽震颤或全身僵直抽搐，治以疏风解表，可选用羌活桂枝汤。

方：羌活10克，防风10克，麻黄3克，桂枝3克，天麻3克，甘草3克，钩藤10克，菊花10克，白附子5克。

病案1 郑某某，女，5岁，初诊日期：2005年11月18日。

患儿自4个月起，就开始出现抽搐情况，一次可持续5~6分钟，抽搐比较频繁，每天大约4~5次，抽搐时全身抖动，两眼发直，于3岁时，查脑电图示：异常脑电图，当时诊断为：小儿癫痫。中西药都曾服用，症状控制不理想，仍发作比较频繁，来门诊就诊。刻下症：精神较差，双目无光，可见全身抖动，发作频繁，食欲差，小便黄，大便干燥，舌苔薄白，脉象弦数。中医诊断：小儿痫证。证属于：风痰上涌，蒙蔽清窍，治疗给予：柔肝息风，豁痰健脾，佐以镇惊。方如下：

柴胡5克，白芍10克，炙甘草3克，郁金10克，白矾5克，陈皮3克，半夏3克，灵磁石15克（先下），珍珠母15克（先下）钩藤10克，胆南星5克，天竺黄5克。

7剂，水煎服，每日一剂，配合"息风制动颗粒"共同服用。

二诊：服药后，抽搐发作仍频繁，纳食略好转，面色红润，肝亢之势未缓解，原方继续用之。

柴胡5克，白芍10克，炙甘草3克，郁金10克，白矾5克，陈皮3克，半夏3克，灵磁石15克（先下），珍珠母15克（先下）钩藤10克，胆南星5克，天竺黄5克。

20剂，水煎服，每日一剂，配合"息风制动颗粒"共同服用。

三诊：服药后，两周抽搐未发作，纳食好转，二便正常。再拟以补土制木方。方如下：

党参10克，茯苓10克，炒白术、白芍各10克，青广皮各3克，灵磁石15克（先下），珍珠母15克（先下），钩藤10克，胆南星5克，天麻3克，半夏3克。

20剂，水煎服，每日一剂，配合"息风制动颗粒"共同服用。半年未再发作。

按： 小儿痫证，属于肝风，频繁发作，肝逆犯脾，纳食减少，脾的运化功能受损，肝气上逆则抽搐不止，脾虚湿困则生痰阻络，见肝之病，知肝传脾，当先实脾。故柴胡、白芍养血柔肝，陈皮，半夏健脾化痰，钩藤平肝息风，灵磁石，珍珠母镇惊。后期用六君子汤意为补土制木，健脾化痰，脾旺则肝气无所乘，抽搐自止。

同时配以自拟的"息风制动颗粒"（见于小儿抽动－秽语综合征），其原理都是：归属于中医学"肝风"范畴内，风痰鼓动，横窜经隧则形成阳亢有余，阴静不足，阴阳平衡失制，而"息风制动颗粒"具有息风化痰通络功能。与汤药配和，共同达到平肝息风，化痰开窍兼以泻肝火的目的。

病案2 罗某某，女，5岁，初诊日期：2006年元月13日。

患儿自幼即有痫证，多方诊治效果一般，大约两周发作一次，发作时口吐白沫，两日上视，手足震颤，肢体强直，神志不清，历时数分钟方可缓解，抽搐时间最长为30分钟，近一周发作两次，伴见精神不振，反应淡漠，面色黄，尿黄便干，舌质红，脉象弦数。

中医诊断：小儿痫证；证属于：痰热上壅，蒙蔽清窍。治疗当以清热豁痰，镇惊息风。

柴胡5克，白芍10克，炙甘草3克，僵蚕5克，生牡蛎15克（先下），陈皮3克，半夏3克，灵磁石15克（先下），珍珠母15克（先下），钩藤10克，胆南星5克，天竺黄5克。

15剂，水煎服，每日一剂，配合"息风制动颗粒"共同服用。

二诊：服药期间，症状一直未发作，面色红润，二便正常。继续给予原方去僵蚕加入生石决明15克，清心平肝，泄热化痰。

柴胡5克，白芍10克，炙甘草3克，生牡蛎15克（先下），生石决明15克（先下），陈皮3克，半夏3克，灵磁石15克（先下），珍珠母15克（先下），钩藤10克，胆南星5克，天竺黄5克。

服药后，患儿症状控制较理想，随访半年后症状基本未在大发作。

病案3 芦某，女，1岁。初诊日期：1989年8月9日。

患儿本有高热惊厥史，三天前因感冒后开始高热，抽搐又发作，抽时两手紧握，口吐白沫，不作声音，今日前来就诊，热仍未退，午后抽搐又作，汗出，呼吸气促，小便黄，舌苔白腻，脉象弦数而洪。

中医诊断：小儿痫证，证属于：外感暑湿，化热生风，肝风内动。治疗以清暑解热，平肝息风。方用：

桑叶6克，菊花6克，钩藤6克，龙胆草5克，黑山栀3克，鲜生地10克，鲜荷叶半张，西瓜翠衣10克，川贝母5克。

另：紫雪丹0.6克，分2次服用。

二诊：药后身热已解，抽搐亦止，惟尚感口渴，小便黄，苔白脉数，此为暑热之邪未可尽化，再拟祛暑清热治疗之。

佩兰叶5克，薄荷2克，西瓜翠衣10克，冬瓜皮10克，生薏苡仁10克，川连1.5克，连翘6克，六一散10克（包），猪苓6克。

病案4 杜某，男，12岁，患儿自幼时先天不足，营养不良，故体质薄弱，经常生病，近半年来经常会出现两眼突然直视，眩扑倒地，口吐白沫，小便自遗，不省人事，清醒后如常，脑电图提示：异常。诊断为：癫痫，拒绝服用西药，于今日来门诊就诊，刻下症：表情淡漠，言语少，智力发育迟缓，食欲极佳，每次发作于大便后，舌苔薄白，脉象滑数。

中医诊断：小儿痫证，证属于：痰食壅结上乘，内乱神明，外闭经络，故一时发作。治疗豁痰导滞，兼以清热，方如下：

橘红6克，清半夏6克，炒白术、白芍各10克，陈胆星6克，石菖蒲5克（先下），溏瓜蒌10克，焦三仙各10克，枳实6克。

二诊：药后半月未见发病，苔脉如常。原方加减继续用之。

橘红 6 克，清半夏 6 克，炒白术、白芍各 10 克，陈胆星 6 克，石菖蒲 5 克（先下），竹茹 6 克，焦三仙各 10 克，枳实 6 克，黄芩 6 克。

按：本例患儿属于小儿痫证中的食痫，古人认为对食痫的治疗易于早下则瘥，近年来通腑法已成为治疗脑部疾患的大法之一。运用得当，往往成为病情转轨的决定因素。

第三节　小儿惊风

小儿惊风是儿科临床常见的一种疾病，1～4 岁小儿患病率高，7 岁以上的小儿，则逐渐减少，年龄愈小发病率愈高。

一、西医学对于小儿惊风的认识

西医学认为小儿惊风就是"惊厥"，以强直或阵挛等骨骼肌运动性发作为主要表现，是神经系统功能暂时紊乱的表现。由多种原因引起，分为感染和非感染两大类。

（一）感染性原因

1. 颅内性原因

细菌、病毒、寄生虫、真菌引起的脑膜炎或脑炎，常表现为反复性的惊厥发作，大多出现在疾病初期或极期，伴有不同程度的意识障碍和颅内压增高表现。

2. 颅外感染

非颅内感染引起的惊厥发作。

（1）热性惊厥：儿童较常见。

（2）感染中毒性脑病：并发于败血症、重症肺炎、菌痢、百日咳。

（二）非感染性原因

1. 颅内疾病

（1）颅脑损伤与出血。

（2）先天颅脑发育畸形。

（3）颅内占位。

2. 颅外疾病

（1）缺氧缺血性脑病

（2）代谢性疾病

二、中医对小儿惊风的认识

惊风一名在宋代以前的古书籍中无此记载，故在晋代以前小儿病并无惊风之说，直至钱乙《小儿药证直诀》在继承前人的基础上本着《内经》"心主惊，肝主风"而立论，首创惊风学说。根据临床见证，并把惊风分为急慢两种，认为"急惊由于热甚而生风，风属于肝，此阳盛阴虚也，治当凉泻以除其痰热，慢惊是风在脾胃，当去脾间风，治当补"。并云："凡急慢惊，阴阳异证，切宜辨而治之"。逐渐将惊风分为急慢虚实，急惊多属实，慢惊多属于虚，急惊发病急，慢惊发病缓，从立论上及辨证上奠定了基础，后世医家也有专门讨论惊风的记载，使惊风渐渐被人们所认识。

三、惊风的分类及病因

由于致病因素的不同，临床上的见证可分为急惊、慢惊、慢脾风三种。《医宗金鉴·幼科心法》云："心主惊，肝主风，心热肝风作急惊，素虚药峻因成慢，吐泻后起慢脾风。急惊阳证有实象，慢脾阴证有虚形，慢惊半阴半阳证，虚实寒热要详明"。急惊多属阳证，因此起病多半迟，且有高热，烦急，痰壅气促等有余之象；慢惊多属阴证，一般多由久病而来，且有神怯气弱。缓缓抽搐，脉来迟缓等虚寒不足之象，但是慢惊初起，体内阴阳还没有过分损伤或急惊转成慢惊。体内尚有余邪气痰热，属于虚中有实的一种现象。称为慢惊中的半阴半阳证。而慢脾风证是属于纯阴无阳的危重证候。只有认真辨清寒热虚实，才能合理用药。

惊风病，是以抽风为主要证候的总称，因此，临床常常出现抽风的各种症状。归纳起来，共有搐、搦、掣、颤、反、引、窜、视等八种证候。

搐是肘臂伸缩的现象；搦是十指开合的现象；掣是肩头相搏的现象；颤是手足头身动摇的现象；反是颈项强直，身体向后仰，角弓反张的现象；引是手如弯弓的现象；窜是目睛上视或直视似怒的现象；视是目睛斜视，或偏右或偏左，睛露而不活动的现象。这些证候无论是急惊、慢惊都可出现，并表示惊风已发作。但是八侯并不是同时出现的，强弱势头，也不相同。

惊风一般分为急惊、慢惊、慢脾风三证。

（一）急惊风

1. 病因病机

急惊风形成的原因很多。①外界偶然的强烈刺激，如跌打、猝见异物、大声的呼叫等突然的惊吓，可致心神不宁，精神紊乱，出现抽风惊厥；②心肝火盛，外为风寒郁闷，不得宣泄所形成；③由于乳食不节，心肝蓄热，脾胃蕴毒热，可致痰热壅塞，闭阻窍道，发外抽搐；④外感时邪，包括六淫之邪和疫疠之气，邪袭肌表或从口鼻而入，郁而化热，热极生风，冒受暑热，化火伤阴，内陷厥阴，引动肝风等。

2. 临床表现

成因虽然不同，然而发病却是暴急，会出现突然高热，面红唇赤，神志烦急，大便秘结，痰壅气促，牙关紧闭，搐搦掣颤，窜视反张，脉象洪数，指纹青紫。临床上可以根据惊风发作时主要表现的特点，把它分为惊、风、痰、热四证。

惊证的表现：大多意识不清，谵语。

风证的表现：牙关紧闭，口噤不开或口角牵引，手足搐搦，颈项强直，角弓反张，身体颤动，眼目窜视。

痰证的表现：咳嗽气促，痰涎壅盛或满口痰沫，喉间痰沫，声如拉锯。

热证的表现：高热眼红，唇颊发赤，口中气热，喜欢饮冷，大便不解，小便黄浑，手足抽搐，神昏谵语，脉象洪数，舌质红绛，舌苔黄黑干焦。

3. 辨证施治

（1）辨证要点：①辨表、里热。②痰、热、火、浊。③外风、内风。④辨轻、重。

（2）辨证治疗：急惊风的主证是热、痰、惊风，因此治疗应以清热豁痰，镇惊息风为基本原则。

清解风热：运用于惊风发热较高之证，根据"治风必先治惊，治惊必先豁痰，治痰必先解热"的规律。

表热重者：解肌透表，疏表清热，银翘散加减，重者白虎汤。目的是辛凉透邪，大凡调治外感，微表风寒，导利热邪，则气定、热退、惊厥自除，切忌发散太过，过汗血虚，热不退，筋脉拘急。可见疗惊风高热，即不可汗之大戒，复有得汗如解之治法，辛凉亦是汗剂，正确用之，效果非常好，如果里热偏重，可以苦寒泻火，用三黄石膏汤，不能用汗剂，以免夺伤津液，形成内闭外脱之证。

开窍祛痰：适用惊风痰多的患儿，痰是小儿惊风过程中的危险因素，留阻气道，可引起喉间痰鸣、气促；浊痰蒙蔽心神，出现神昏加重，四肢厥逆，牙关紧闭，手足抽动的现象，甚至出现痰闭喉间而窒息。所以治疗惊风多先治其痰。

①涤痰开窍：表现牙关紧闭，抽搐，咳嗽气促，痰壅等惊厥昏迷之象，此时可及时给予复方鲜竹沥姜汁灌入或给予牛黄抱龙丸服之。

②清热化痰：神烦不寐，痰涎壅塞，面赤口中异味，舌苔黄脉象数，清热化痰，方用清热化痰汤加减。

橘红5克，麦冬10克，赤芍10克，黄芩10克，竹茹6克，黄连1.5克，桔梗3克，南星5克，菖蒲10克，瓜蒌10克，炙甘草3克，天竺黄5克，枳壳3克。

③涤痰通腑：食积后痰壅，大便秘结，苔垢脉数伴高热抽搐，目直上视，可急予牛黄丸，用之得当，收效甚速。

④镇惊息风：适用于抽风不止，角弓反张之证，热毒深入营血，扰及厥阴必须及时制止抽搐。可用羚羊钩藤汤。

羚羊角粉0.3克（分冲），钩藤10克，僵蚕6克，菊花10克，菖蒲10克，川贝3克，郁金6克，生龙骨15克（先下），胆星5克，山栀3克，黄芩10克，或加入全虫3克，白花蛇1条。

急惊的治疗在清热中有解肌透表，苦寒解毒的差异；豁痰中有芳香开窍，清心涤痰的区别；镇惊中有平肝，养血安神的分类；息风中有祛风和息风的不同，故在治疗急惊风中，即要顾及息风的作用，又不可忽视原发病的治疗，分清主次，辨证施治，标本兼治。

4. 急惊风后的调理

儿科四大证之一的急惊风，发作时多以寒凉药来治疗，采用"急则治其标"的原则，但在痰火消退的时候，就应调其气血。

急惊风的病因较复杂，但以风邪和火邪二者为主，属热属实属阳，多从标治，急则治其标，一般都用大苦大寒，截风定搐治之，苦寒之药，皆伤人之正气，所以临床当惊风一退，余邪未尽的情况应以益气和中为主，加入清热镇惊之品。如抽搐出现络脉不通的关节变形，宜加地龙、当归、红花、络石藤等活血通络的药物。

（二）慢惊风

1. 病因病机

（1）先天禀赋不足，体质虚弱以致于土虚木盛，虚风内生。

（2）急惊风调治不当，过用了峻利的药物。

（3）或其他病证误汗误下，损伤了正气，以致脾损阴消，转变而成。

《景岳全书》云："小儿慢惊之证，乃属脾肾虚寒之，其病变在脾肾肝三脏"。

《温病条辨》云："病久而痉者，非伤脾阳。肝木来乘，即伤胃阴，肝风鸱张，虚寒虚热为难治也"。

2. 临床表现

抽搐缓而无力，时作时止，患儿常多消瘦，面色苍白，发青或淡白不华，嗜卧无神或在昏睡中发生痉挛状态。两手颤动，眼睛半开半闭或不能紧闭，目睛外露，大便发青，脉象迟缓。

3. 辨证施治

（1）辨证要点：起病长，缓慢，神昏，抽搐症状相对较轻，有时仅见手指蠕动，多属虚证；脾胃虚弱、脾肾阳虚、肝肾阴虚。

（2）治疗：治疗慢惊，必须速培元气，温补脾肾，补土即所以敌木，故慢惊重在治本。

（3）分型治疗：

①脾虚肝亢：手足掣动，颈项强直，口鼻气息不温或喷乳及泻利色青粪便。由此可知土虚不能制木，形成木旺生风。

治则：补土益胃，平肝息风以治标。

方药：钩藤异功散。

党参10克，白术10克，茯苓10克，黄芪10克，山药10克，扁豆10克，天麻3克，钩藤10克，菊花10克。

②脾肾阳虚：精神萎顿，昏睡露睛，面白无华或灰滞，口鼻气冷，额汗不温，四肢厥冷，溲清便溏，手足蠕蠕震颤，舌质淡苔薄白，脉象沉微。

治则：温补脾肾，回阳救逆。

方药：固真汤方。

人参，白术，茯苓，肉桂，山药，黄芪，甘草，附子。

多汗者：生牡蛎、五味子。

③内风慢惊（肝肾阴虚）：神倦迷睡，抽搐微发，舌红绛少苔，脉象细数无力。属于阴虚阳亢，阳越无制，水亏木旺，正虚邪少之象，每能酿成后遗疾患。

治则：滋阴息风，补正平肝。

方药：阿胶鸡子黄汤或大定风珠。

另：夹热夹痰慢惊证：

慢惊风证大多属于虚属于寒，然而亦有少数患儿虚中夹热夹痰，出现身热，口中作渴，胸口胀闷，呼吸气粗，心烦不能安睡，泛吐痰涎，这都属于一种脾虚生内热的现象，也就是慢惊中的"半阴半阳"证侯。治疗时，痰热相兼的，可用清心涤痰汤，以补正祛邪。在扶正的基础上加入黄连、竹茹、胆星。

（三）慢脾风

1. 病因病机

久泻久吐，脾气大伤，土虚不能生金，金弱不能制木，以致于肝木强盛，克制脾土，出现木动风摇现象，所以叫脾风。本病虚衰的程度较慢惊更重。

2. 临床表现

闭目摇头，唇面青，额汗，四肢厥冷，手足微抽动，气弱神微，昏睡不语，舌短声哑，呕吐清水，脉象沉细，指纹隐隐不明。此证属于纯阴无阳的虚寒微冷，预后较差。

3. 辩证施治

此证的治疗虽属于"惊风"，但逐风治惊均不妥当，因治惊息风之药较为辛香走窜，重镇苦寒，易于使正气更伤，疗惊则无惊可疗，祛风则无风可祛，除痰则无痰可除，解热则无热可解。所以此时惟一的治疗当以大补脾土，益胃回阳。可用附子理中汤加减，其中附子必不可少，为治疗慢脾风的圣药，不可因小儿体禀纯阳，附子辛热而有所顾忌。如张景岳："附子温中回阳，为慢惊慢脾圣药，如元气未脱，用之无有不效，气脱甚者。急宜炮用之"。使用附子不必拘泥于慢惊慢脾。但见阳虚阴盛，纯阴无阳，均可极投。

病案 1 韩某，女，6 个月，初诊日期：1962 年 4 月 10 日。

患儿三天前，开始出现咳嗽流清涕，家长仅以为小感冒，未加注意，不曾治疗，于昨夜突然开始高热，旋即出现抽搐，抽搐时喉中痰涎壅盛，手掐人中不知啼哭，急入急诊治疗，对症处理后，症状有所缓解，刻下症：仍时有惊惕抽搐，体温38.8℃，气粗不匀，舌苔薄白，脉象浮数。

中医诊断：小儿惊风。证属于：外感表邪，内夹痰滞，壅结肺胃，气机阻塞，蒙蔽清窍，以致突然壮热抽风，而成急惊重侯，治疗当清热镇惊。

薄荷5克(后下)，钩藤6克，桑叶5克，九节石菖蒲3克(先下)，橘皮3克，橘络1克，川连1克，莱菔子3克，焦三仙各12克，葱头3个，淡豆豉10克。

另：牛黄镇惊丸2粒，早晚各1粒。

针刺：合谷，太冲，人中，强刺激手法。

二诊：自夜间3时，离开急诊室后，惊搐未作，惟有高热不退，体温39.2℃，咳嗽气促痰壅，脘腹胀满，今晨大便泄泻一次，臭秽难闻，苔白，脉数，此为外邪痰滞壅结不宣，仍有抽搐之虑，再拟宣肺清热，涤痰镇惊。

薄荷5克(后下)，连翘10克，桑叶5克，生石膏20克(先下)，杏仁10克，橘皮3克，黄芩5克，焦三仙各12克，大贝母5克，天竺黄5克。

另：五粒回春丹2瓶，早晚各2粒。

三诊：药后，惊搐未作，身热未退，体温38.2℃，咳嗽有痰，胸腹膨胀，脘腹嗳满，大便酸臭秽，烦躁不安，，睡眠不稳，苔根厚腻，脉数，此为表邪欠于清肃，里滞壅结未解，再拟疏表，佐以清导。

薄荷5克(后下)，连翘10克，葛根5克，杏仁10克，大贝母5克，橘皮3克，橘络1.5克，川连1.5克，莱菔子3克，焦三仙各12克，淡豆豉10克，炒干姜1克，炙枇杷叶5克。

另：太极丸4粒，早晚各1粒。

四诊：服药后，热退，抽搐未作，仍有轻咳，诸证基本缓解，再拟原方服用，巩固治疗。

病案2 王某，女，1.5岁，初诊日期：1963年3月15日。

二旬以前，曾出麻疹，疹回高热不退，气喘咳嗽，于某医院曾用多种抗生素治疗，并未退热，病情且在渐趋恶化，住院时体温39.8℃。呼吸急促，鼻翼扇动，口周青紫，舌尖破溃，右肺可闻及细小水泡音，心音有力，肝肋下3厘米，胸片示：纹理增多，且模糊成片状阴影，血常规：白细胞总数8.1×10^9／L，中性63%，淋巴33%，单核4%，诊断：病毒性肺炎。给予对症治疗。患儿高热不降，神烦息粗，舌尖糜破，势属疹后痰热壅肺，心之火上炎，治疗当清肃肺胃，兼降心脾之火。

南沙参5克，桑叶5克，地骨皮5克，杏、苡仁各10克，川贝母5克，炙枇杷叶5克，黄芩5克，桔梗3克，川连1.2克，六一散6克(包)，橘络1.5克。

另：冰硼散0.6克，3小时吹口腔一次。

二诊：药后，高热不已，体温40.0℃，呼吸不平，神烦不安，腹胀且膨，仍未痰热壅结，肺胃转输不利，治疗为表里双解。

炙麻黄3克，豆豉10克，生石膏25克(先下)，山栀3克，黄芩5克，川连2克，黄柏6克，生甘草3克，杏仁10克，大腹皮6克。

三诊：投表里双解剂后，高热仍在，体温39℃，痰壅喘促不宁，昨天下午病情急剧恶化，突然抽搐痉挛，达1小时之久，今天抽搐未作，而昏迷不醒，痰涎壅遏，高热不已，势属于邪热痰涎内炽，蒙蔽清窍，扰及神明，证势特殊危急，勉拟芳香开窍，以待转机。给予至保定1粒，分2次鼻饲灌服。

四诊：进至保定后，未及发挥药性，病情急剧变重，胃肠道开始大量出血，今天仍然呕血便血，体温骤降，汗出肢凉，昏迷不醒。脉弱濡芤，病势由亡血导致虚脱之象，证极危险，除给予人工呼吸，输血挽救外，给予益气固脱，宗气有生血之功，血无益气之理。以参18克，浓煎频频灌服。

五诊：呕血便血已止，神志较清，身热亦平，体温36.5℃，惟有喉咙仍有痰鸣，兼见二目不能视物，舌白脉濡，审由亡血致虚，血虚则目不明，治疗当以调养心脾，宗归脾汤化裁。

党参6克，炙黄芪6克，朱染茯神6克，生白术10克，远志5克，酸枣仁5克，全当归5克，广皮3克，车前子3克（包），夜明砂5克（包），龙眼肉10克。

六诊：药后出血虽已，目仍失明，昨日下午又复出现昏迷痉挛，抽搐无力，时作时止，面色苍白，两手颤动，抽搐时汗出嚎叫。势属气血俱虚，肝木亢动，形成慢惊重证，证势至此，惟有缓肝理脾，辅以针灸，别无良策。宗以钩藤六君子汤加减。

党参6克，白术10克，云茯苓10克，炙甘草3克，淮山药10克，广陈皮3克，天麻3克，钩藤10克，炒僵蚕5克，炒白术6克，官桂2.5克，炮姜1.2克，净全蝎2克。

七诊：叠进28剂药，并结合针刺治疗，目明能言，刻下抽搐已定，面色趋华，自行行走，毫无后遗患，病已告愈，拟以八珍汤，双调气血。

党参6克，白术10克，云茯苓10克，炙甘草3克，当归6克，川芎3克，生熟地各6克，炒白术6克，大白芍6克。

病案3 张某，男，4岁，初诊日期：1964年6月1日。

患儿曾因高热，抽风、昏迷而入某医院住院治疗，诊断为脑炎。经多方抢救后，刻下身热已解，嗜睡露睛，黏汗自出，手足微有抽动，大便时泄，痰鸣辘辘，面色白，舌苔白脉象沉．

中医诊断：慢脾风。证属于：高热津伤，中气虚损，土虚不能生金，金弱不能制木，肝木强盛，惟脾克之象，证系虚寒，顾虑真气不续，肢厥亡阳，治疗当大补脾土，生胃回阳，应效乃佳，宗固真汤加减。

附子6克（先下），肉桂3克，党参10克，黄芪10克，茯苓10克，炒白术10克，煨姜2片，老木香3克，橘皮3克，砂仁米2克（打），炙甘草3克，炒半夏3克，小红枣3枚，炮姜炭2.5克。

二诊：药后大便次数已减少，汗出如前，痰泛较已，手足稍见微动，肢体软弱无力，食欲略振，舌苔如上，再拟原方增易，以希不生他变为佳。

按：急惊风与慢惊风有所不同，钱乙的见解，认为"急惊风由于热甚风生，慢惊则为风在脾胃"故急惊治宜清热镇痉，慢惊当温中回阳，临床用药附子必不可少，使用附子不必拘泥于慢惊慢脾。但见阳虚阴盛，纯阴无阳，均可极投。

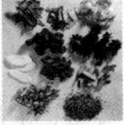

小儿重症肌无力

小儿重症肌无力，迄今为止既缺乏特殊疗法，也无理想药物，所以临床上治疗起来感到比较棘手。西药多以抗胆碱酯酶药物，对部分病例有效，但易于复发且有一定的副作用，采用免疫抑制剂效果不显，胸、腺切除疗效尚不肯定；是被世界公认的一种疑难病，我们将其列入"七·五"重点公关项目，从中医的视角挖掘并探索此病的根源，精读古籍，采众家之所长，得出重症肌无力的特点是"病在肌肉，症在无力"，与中医学的"痿证"类似，并研制出疗效显著的"复力冲剂"，1991 年获科技进步三等奖。

小儿重症肌无力是一种神经肌肉接头处传递障碍所致的获得性自身免疫性受体疾病，主要累积神经肌肉接头处突触后膜上的乙酰胆碱受体，临床以受累的横纹肌容易疲劳、休息后可有一定的缓解为主要特征；表现为上睑下垂，往往先自一侧眼睑下垂开始渐及对侧或以双眼睑下垂为初发症。由于眼肌无力还可表现，眼球活动受限、复视、斜视、眼球震颤等，其本质是自身免疫的应答，神经肌肉接头处的乙酰胆碱受体和被乙酰胆碱受体。

一、临床表现

1. 新生儿暂时性重症肌无力

仅见于母亲患重症肌无力所生的新生儿，出生后（几小时）即有症状。表现为全身肌无力，吸吮困难，上睑下垂，不经治疗，可在数小时或数日内死亡。如度过危险期，一般可在 2~4 周恢复。出生后若及时测抗乙酰胆碱受体水平，常伴有暂时性增高。

2. 新生儿持续性重症肌无力

也称新生儿先天性重症肌无力。发病年龄在生后 1 岁以内，可有家族史，临床表现为上睑下垂及眼外肌受累，症状可持续终生，血中乙酰胆碱受体水平正常。

3. 儿童型重症肌无力

是小儿最常见的一种类型。10 岁以下儿童多见，高峰在生后 1~2 岁，女孩多于男孩，大多数患儿为眼睑下垂（首发症状）可由一侧至双侧，伴有眼外肌麻痹，如斜视、复视、斜颈、少数病例为球型或全身型。

球型：咀嚼、吞咽、发声、语言障碍。

重症型：呼吸肌麻痹导致急性呼衰，出现肌无力危象。

二、重症肌无力的分型

（1）眼肌型：局限于眼外肌，出现上睑下垂和复视，晨轻暮重，重症时可见双侧眼球几乎不动，有时病情呈"跷跷板"样，即先受累的一侧刚恢复，又转为另一侧，疲劳后加重。

（2）轻度全身型：以眼外肌开始。渐及四肢和球部肌肉，呼吸肌不受累。

（3）中度全身型：症状较（2）型重，上睑下垂和复视，咽下困难，四肢无力。

（4）中度激进型：发病急，多在6个月达到高峰，常出现球部肌肉瘫痪和肌肉无力危象，死亡率高。

（5）迟发重症型：由（1）和（2）发展而来，2～3年后转为此型，常合并胸腺瘤，预后比较差。

（6）肌肉萎缩型：少数病人有肌萎缩。

对于本病的诊断：①药物试验：应用新斯的明，剂量按每次 0.03～0.04 mg／kg，肌肉注射，可以观察前后眼裂大小及眼球运动情况，如注射10～45分钟后症状显著好转，可判断阳性，可持续2小时左右。②神经重复频率刺激检查，停用新斯的明17小时。③神经肌肉接头处突触后膜上的乙酰胆碱受体抗体滴度测定。④胸部X线和CT检查胸腺。

三、中医药在小儿重症肌无力中的应用

重症肌无力属于西医学的病名。中医文献中无重症肌无力之病名。但根据其临床特征看，与中医的"痿证"相类似。如《素问·生气通天论》云："湿热不攘，大筋软短，小筋为拘，弛长为痿。"而痿证可分为痿躄、脉痿、筋痿、骨痿。本证表现为肌软无力，而中医认为脾与肌肉关系密切，如《素问·五脏生成论》指出："脾之合肉。""脏真濡于脾，脾藏肌肉之气也。"故其病因与脾之盛衰有关，脾虚为其发病机制，因脾主肌肉，主运化水谷精微，而产生中气。肌肉赖水谷精微所化之气的滋养，才能强健有力，运动灵活。若脾虚，特别是小儿先天脾常不足，加之后天失养，导致运化失常，气血生化不足，五脏六腑，四肢百骸，肌肉皮毛，皆失于养，出现肌肉痿软无力，痿废无用。故临床属"病在肌肉，证在无力"为特点。

另外对于眼肌型主症肌肉，其表现为眼睑下垂，晨轻暮重，不耐疲劳，伴以斜视，复视，眼球固定不灵活。眼睑为五轮之肉轮，内应于脾，脾虚气弱则抬睑不能。脾为中脏，虚久不复，导致五脏关系失衡，因而产生相应症状，如果累积肝、肾，影响风水二轮，则可出现复视、斜视。肾主骨，肝藏血，主筋。小儿先天禀赋不足，或后天失调，耗伤阴血，导致肝肾精血亏虚，筋脉失于濡养，则肌肉痿软无力，头昏目眩。精亏则不能灌溉，血虚则不能营养，往往阴虚内热，灼液伤津，筋脉因而

失于濡养，败伤元气，形成坏证。

四、辨证施治

1. 辨证原则

本证属于中医学的"痿证"范畴。早在《素问》中即指出"治痿独取阳明"。作为历代医家的辨证指导思想，所谓独取阳明，系指一般采用补益后天为治疗原则。因为足阳明胃经主受纳水谷，变化气血以充一身，故为五脏六腑之海而下润宗筋，宗筋主束骨而利关也。肺之津液，肝肾之精血，亦有赖脾胃之不断补充，因此益气升提，养血通络是治疗小儿重症肌无力的有效方法。作为攻关的项目，我及我的学生弟子们，收集归纳大量的临床病例，反复研究，查阅古书，仔细推敲组方中的每味药物，经过反复的临床验证，研制出了"复力冲剂"，所谓"复即恢复，复原之意，力指力量而言"。运用于临床，不仅对眼肌型升提有力，对调节全身亦有很好的作用，剂型方便，便于小儿服用，6个月为1个疗程，有效率98%，治愈率53.3%。

重症肌无力的治疗原则：虚则补之，损则益之，治疗时以固护脾气为本。波及肝、肾以滋肾养肝，益气通络，对于肌无力危象者，以补肺益脾，升阳举陷为大法，脾肾阳虚者，益气温阳，培补脾肾。

2. 辨证治疗

（1）中气下陷证（脾气虚弱）：先天或后天失调，导致脾气虚弱，气血乏源，四肢得不到气血濡养，其症状为：一侧或双侧眼睑下垂，朝轻暮重，午后加重，眼肌不耐疲劳，常须仰视，伴见面色萎黄，食欲不振，倦怠乏力，舌淡苔薄白，常因为上呼吸道感染而加重，治疗补益升提，方用升陷汤加减。

处方：党参10克，黄芪15克，茯苓10克，炒白术10克，当归10克，葛根10克，升麻3克，制马钱子0.2～0.4克(冲服)。

升陷汤以补中益气汤为基础方，在此基础上进行加减，方中补中益气汤有升阳举陷，补中益气的作用。若眼睑下垂明显者，加入阳明经的葛根，以鼓舞胃气上行，升发中阳以助肌力，气虚甚者可加入黄精、山药健脾益气。本方中贵在运用了马钱子，祛风通络效果强，本意在通络生肌，《医学衷中参西录》称其"开通经络，透达关节之功，远胜于它药。诸药合用，升阳举陷，脉和络通，而提肌有力。

（2）脾虚湿困证：脾虚，其运化水湿功能失调，水液不能输布全身，除眼睑下垂外，常兼有头晕困倦，全身无力，口淡或口黏不爽，大便稀溏，舌苔白或腻，脉濡。

加减补中益气汤基础方加减：

党参10克，茯苓10克，炒白术10克，升麻3克，制马钱子0.2～0.4克(冲服)，陈皮3克，半夏3克，木香3克，炙甘草3克，升麻5克，桔梗5克。

湿盛：去白术加苍术。

恶心、舌苔腻：加藿香、佩兰。

方中陈皮、半夏与四君子同伍，补而不滞，具有运化水湿之功。桔梗、升麻升举清阳，健脾为主。全方和中化湿降浊，气血相荣，萎弱可解。

（3）脾肾阳虚：病久耗气伤阳：脾阳虚无力充养肾阳，肾阳虚无以温熙脾阳，最终导致脾肾阳虚，气血生化乏源，四末不能被濡养，出现眼睑下垂，全身肌肉无力，运动后加重，或有吞咽困难，构音不清，四肢冷寒，腰酸，大便稀溏，完谷不化，小便清长，舌质淡舌苔白水滑，脉细无力，以益气温阳，培补脾肾，方选右归丸加减加补中益气丸。

（4）肝肾阴虚：本证在脾虚基础上，日久发展耗伤肝肾阴血，出现肝肾阴虚的症状，复视、斜视。目珠固定或转动不灵活，心烦易怒，少语，腰酸，头晕、舌红少苔，治法以补肝益肾，益气通络。方用升陷汤＋杞菊地黄汤。

斜视：菊花、白附子。

复视：菟丝子、覆盆子。

虚寒明显：桂枝、附子。

阴虚火旺：虎潜丸。

（5）无力危象证（重症）：由于脾虚至极，客热郁肺，肺的宣发无力，或治疗不及时，出现咳呛喉中，呼吸不畅，气短，吞咽困难，咳痰无力，甚至昏迷。此症即为"肺热叶焦发为痿躄"。治疗以清燥润肺，养肺益胃，方用清燥救肺汤加减。

桑叶10克，生石膏25克（先下），杏仁10克，炙甘草3克，麦冬10克，阿胶10克，人参10克，黑芝麻10克。

还可用沙参、玉竹、山药以益胃阳生津，从阳明论治，因胃为燥土，土为金母，益胃即可养肺。

五、临床研究成果

根据小儿重症肌无力"病在肌肉，症在无力"的特点，以西医学的临床检查客观指标为依据，用中医理论为指导，进行研究，探索辨证规律。

（1）根据《重症肌无力的分型辨治标准》，必备条件为横纹肌无力疲劳，表现朝轻暮重，参与条件，一是新斯的明试验阳性，二是肌电图呈渐减反应，选择病例方面，剔除成人和横纹肌无力疲劳乏力的患儿。按区域分布情况看，以中南、华东、华北地区较多，约74%。发病与性别无差别，7岁以前患病者最多。

（2）立方依据：根据小儿重症肌无力的临床表现，属于脾虚型较多。因脾主肌肉，脾的主要功能为运化水谷精微，滋养全身的肌肉，脾健则肌肉丰满，运动自如。脾虚，中气不足，营养物质不能充养肌肉，出现眼睑无力下垂，重者可见凝视，复视、斜视，眼球固定不动，依此基理，立方当以健脾益气，佐以通络。以升陷汤加减作为基础方。

党参10克，黄精10g克，黄芪15～30克，当归10克，炒白术10克，柴胡10克，升麻3克，葛根10克，制马钱子0.2～0.4克（分冲），焦三仙各10克。

属脾虚湿盛者以苍术代白术。四肢不温用肉桂、附子。全身无力者加杜仲、牛膝、川断。

凝视、复视加覆盆子、菟丝子，以补肾为主；斜视者加白附子、全虫。

（3）用药特点：升陷汤加减，有益气升提，运脾通络的作用，通过临床实践充分证明了不仅对眼肌型有效，对全身及肌无力危象，只要处方加减得当，亦常奏效神速。特别是在升陷汤方中加入马钱子，意在通络升肌，《本草纲目》中记载其味苦性寒，可用于"伤寒热病，咽喉痹痛"，所以其尚有清热疏风的功能，用之可以防止重症肌无力危象的发生，同时现代药理研究其具有兴奋横纹肌的作用，对横纹肌无力，用之效果可靠，但本品有大毒，必须经过炮制后方可入药。用量一定要严格掌握，小儿不可超过 0.15～0.3 克，分次冲服，收效较好，同时须与大剂量补益药同伍，可以补偏救弊，相得益彰。单用马钱子一味药毒副作用很大，患儿难以耐受且疗效不可靠；而单用补中益气药作用又显过于单薄，只有两类药同伍，补益与疏通经络相结合，才是治疗本病有效的方法，另外，其疗效随着疗程的延长而提高，因此我们把治疗疗程定为 3 个月一个疗程，疗程太短，对于巩固疾病效果不好，易于复发。

（4）病案举例：

病案 1 眼肌型重症肌无力。

王某某，女，4 岁，河北邯郸人。患儿有眼下垂 1 年，伴见斜视，曾在多家医院就诊，并经新斯的明试验阳性，确诊为重症肌无力（眼肌型），曾服用溴比斯的明及中药补中益气丸未能奏效，随慕名前来专家门诊就诊。刻下症：右眼下垂无力，朝轻暮重，眼球内斜固定不移，仰视，面色萎黄，舌质淡苔薄白，辨证：脾虚气弱，中气下陷，治疗以益气升提通络。

处方：太子参 10 克，黄芪 15 克，茯苓 10 克，炒白术 10 克，炙甘草 3 克，白附子 5 克，钩藤 10 克，升麻 3 克，柴胡 10 克，制马钱子 0.2 克，葛根 10 克，木瓜 10 克。

20 剂，每日 1 剂，水煎服。

二诊：用药 11 剂时，右眼已能睁开上提，斜视仍在，仍觉夜间视物疲劳无力，继续服用原方共 60 剂，痊愈。

病案 2 全身型重症肌无力。

周某，男，4.5 岁。证经一年，初则眼睑下垂，继而眼球斜视，曾在河北沧州地区治疗，毫无效果，反呈进行性加重，出现全身疲劳无力，尤以下肢为重，懒于行走。遂来北京检查，经儿童医院、友谊医院做新斯的明试验阳性，诊断为全身型重症肌无力。经用新斯的明和吡啶斯的明、激素、维生素 B 等药物治疗，好转不明显，特来求治。现症：眼睑下垂伴以斜视，全身乏力疲倦，以午后为甚，舌苔白脉细。辨证：脾虚气弱，肝肾不足。

处方：生晒参 10 克，黄精 10 克，黄芪 15 克，茯苓 10 克，杜仲 10 克，柴胡 10

克，升麻5克，葛根10克，制马钱子0.4克(分冲)，川断10克，生姜2片，大枣5枚

20剂，每日1剂，水煎服。

二诊：药后病情稳定，未进一步发展，斜视改善，眼睑能上提，全身稍觉有力，继续给予原方60剂巩固治疗，疗效明显，随访无复发。

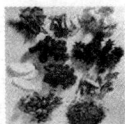

第七讲
脾胃系疾病

从今天开始，我们讲述的是儿童最常见、最多发的疾病，脾胃系的病变，小儿"脾常不足"，脾胃消化功能薄弱，同时生长发育迅速，身体需要的营养成分较成人相对增多，加重脾胃的负担，时常影响小儿的消化功能。所以临床小儿脾胃系统的病变较为常见。

第一节　小儿泄泻

小儿泄泻在临床是较为常见的，运用中药辨证治疗效果比较可观，临床要求必须审清病因，辨证准确。辨和治的关系是密切联系的，不同的症候，有不同的治疗方法，治疗效果如何关键在于辨证。

一、小儿泄泻的发病原因

泄泻，一般称为腹泻，是指大便次数增多，所下稀薄如水的病证。孙文《丹玉舌案》中所说："泄流者如水之泄之，势犹舒缓，泻者势似直下，微有不同，而其病则一，故总名之曰泄泻"。其病变主要在于脾胃与大小肠。其发病原因多系脾胃被湿邪所侵，脾土之气不胜水湿，以致于水湿下走大肠而成。其基本原因不外三点：①感受外邪。②内伤饮食。③脾胃虚弱。

（1）感受外邪：任何一种外邪，均能引起脾胃功能紊乱，导致泄泻。《医学精要》云："小儿肌肤柔脆，易感风寒，风寒一入，即犯于脾，脾气受伤，则运化无权，而湿从中生，飧泄之病作类。"

（2）内伤饮食：小儿饮食不当，均能使脾胃受伤，脾气伤则运化失职，胃伤则不能消磨水谷，从而宿食内停，混杂而下并走大肠而成泄泻。

（3）脾胃虚弱：在这三者之中，气候变化，饮食失调是小儿泄泻发病的重要条件，而脾胃功能薄弱，则为产生小儿泄泻的内在因素。诚如《景岳全书》所云："泄泻之本，无不由于脾胃，盖胃为水谷之海，而脾主运化，使脾健胃和，则水谷腐熟，而化气化血，以行营卫，若饮食失节，起居不时，以致脾胃受伤，则水化为湿，谷反为滞，精华之气，不能输化，以致合污下降而泻利作矣"。脾为湿土，喜燥而恶湿，湿困脾阳，则运化不健，不能升清降浊，对水谷的消化吸收产生障碍，导致泄泻，所谓"无湿不成泻"，"湿盛则濡泻"。其主要关键在于脾不运湿，病变部位在于脾，病变原因在湿。

二、辨证施治

关于小儿泄泻的辨证，一般采用局部和整体相结合的辨证原则。注重小儿大便的变化，在其发病过程中，大便的性状、色泽、气味等，就整体来看，需要辨别寒与热，审察虚与实，凡发病急、病程短，暴泻身热，口渴心烦者，多属实、热证；病程迁延，反复不愈，久泻神疲，面黄肌瘦者，多属虚、寒证。腹胀痛而泻者，多为实证，腹部膨隆，如鼓中空，或凹陷成舟状者，多属虚证。舌苔白腻，偏湿居多，舌苔黄腻，多为湿偏热。阳虚有寒者，舌质多见色淡而胖，且舌边有齿痕；阴虚生热者，以舌质红绛而干有刺为多；局部辨证，主要以观察小儿大便的性状为主，以其大便的色泽、气味等变化为临床提供辨证的依据，如大便在性状上的表现，"暴迫下注"或"溏黏垢秽"，或者"如筒吊水"，"泻过即止"或"夹泡沫"这些均属于热象。"大便泄泻，形如败卵"，"泻则痛止"属于热证。"粪便清稀如水"，"泄泻澄彻清冷"，"肠鸣泄泻，水谷不分"这些均属于寒象。从小儿粪便的颜色深浅辨寒热。《幼幼集成》"老黄色属心脾肺实热…淡黄色属于虚热，青色属寒…白色属于脾虚…酱色属于湿气"，从大便的气味，可以看出"大便气味腥而奇臭"者属于热，"气味不显"者为虚寒。"气味酸馊"者为伤食。大便的性状、色泽、气味皆为局部辨证的一部分，临床必须结合整体辨证，以审清腹泻的寒热虚实，对症治疗。我对小儿腹泻的辨证除了掌握整体与局部相结合的一般规律外，还把诊察肛门的情况作为一个辨证参考。凡肛门肿胀、灼热、潮红皱褶变粗者，多属于热；而肛门色淡，皱褶潮黏者，多属于寒；肛门肿胀而痛，周围淡红者，多伤食；肛门不肿不红者，多属于虚泻。

三、辨证分类

关于关于小儿泄泻的分类，历来比较复杂，分类极不统一。我个人在临床中通过多年的实践，认为小儿泄泻的原因很多，证情变化多变，但比较常见的最基本的证型可分为：中寒泄泻、湿热泄泻、伤食泄泻、脾肾虚泻四类。

（1）中寒泄泻：成因与外感寒邪、内伤生冷，寒邪入侵，中阳被伤有关。有关临床表现：大便稀薄如鸭粪，乳食不化，肠鸣腹痛，面色淡白，精神萎顿，四肢欠温，或有恶寒流涕，舌淡苔白。

（2）湿热泄泻：成因与湿热之邪，蕴结脾，传化失职，下注大肠有关，故症见：暴迫下注，肛门灼红，口渴尿赤，烦躁啼哭或身热，舌红苔黄，脉象弦数。

（3）伤食泄泻：多因喂养不当，积滞肠胃，清浊混淆，并走大肠，症见：大便酸馊，臭如败卵，腹满胀痛，嗳气厌食，啼哭不安，苔黄厚腻，脉象弦滑。

（4）脾肾虚泻：素体脾虚，禀赋不足，阴寒内盛，水谷不化，症见：食后即泻，泻物不化，或澄彻清冷，粪便青白，面黄形瘦，神倦纳呆，小便清长，舌淡苔白，脉象缓弱。

以上四型为临床常见的辨证分型。还有几种特殊类型的小儿泄泻，如6个月以内的小婴儿出现的惊泻，大便色青，有泡沫，每天少则4～5次，多则10余次，平素易惊。脚气型腹泻又称婴儿胎泻，即出生不久，开始出现腹泻色青夹有不消化之乳块，便次频多，小便正常，不影响进乳食，常有烦躁，易抽动惊悸。这种有时亦可表现为呕吐、烦躁，如吸食母乳，腹泻明显，停止哺乳，泻止。还有一种小儿秋季腹泻，往往继发于每年的10～11月份，以2岁以内幼儿多见，病急，为一种轮状病毒感染，大便呈水样或蛋花样，少量黏液，不甚腥臭，伴发热、流涕等，舌质偏红，舌苔微腻。此类腹泻与湿胜有关。

四、治疗

小儿泄泻是消化系疾病，与饮食比较密切，寒湿冷暖失调也常会影响脾胃的正常运行，脾与胃相表里，脾主运化，以升为健，喜燥而恶湿，湿盛困脾，伤及脾阳，即飧泻；胃主受纳，喜润而恶燥，以降为和，胃失和降，浊气在上，易生脘满胀闷。小儿腹泻的根源在于脾胃不健，因而在治疗上多采用消补兼施，标本兼顾，权衡轻重。

在治疗普通型小儿泄泻中，我习惯用淡渗、甘缓、升提、固涩、酸收、消导、温燥、寒凉、通下、利气十法。合参使用，收效甚捷。

（1）湿热泻：热重于湿者，用黄芩、生石膏、寒水石及渗湿的猪苓、茯苓、泽泻及利气的陈皮、木香。甘缓的白术、甘草。湿重于热者，用燥湿的苍术、厚朴、藿香。寒凉的黄芩、黄连。淡渗的茯苓、姜皮。

（2）中寒泻：应用燥湿的藿香、佩兰、苍术、桂枝及利气的大腹皮、陈皮。甘缓的大枣、甘草等，泻甚者用桔梗、升麻等。

（3）伤食泻：以消导为主，焦三仙、莱菔子、内金及通下的槟榔，利气的陈皮、青皮，寒凉的连翘及淡渗的茯苓、泽泻。

（4）脾肾虚泻：以甘缓的党参、黄芪、扁豆、山药、莲子、薏苡仁；湿燥的肉桂、附子、干姜；以升提的升麻、柴胡、葛根；久泻加五味子、乌梅。

作为小儿普通泄泻的治疗，一般不逾越十法的治疗范畴。至于特殊的泄泻治疗，如惊泻，其实质不外脾虚气弱，治疗当以健脾扶运，柔肝镇惊为主，可用痛泻要方，婴儿胎泻与脾虚湿胜有关，治当健脾助运以胜湿，用土茯苓服用。

小儿泄泻之病，绝不是简单的无足轻重的一种小病，治疗不当，会"变生他证"，所以治疗时需注意一些问题，如腹泻兼表证时，究竟是当先解表还是健脾扶运，佐以清宣为宜呢？我个人认为在治则上当以"先病而后泄者，治其本，先泄而后生它病者，治其标。"辨清病发的先后顺序及虚实关系。对于虚性的腹泻治疗以健脾补气，但"脾健不在补，贵在运"的观点，改用运脾法治疗。如用一些苍术、陈皮、砂仁、焦三仙运脾加益气健脾药如山药、白术、乌梅等，补中寓消，消中有补，补不碍滞，消不伤正的特点。常法认为"治泻不利小便，非其治也。"不可过分拘泥，需分清寒热虚实，湿滞久暂之别。不能一味地淡渗利小便。还有固涩法的应用，不可用之过早，恐有闭门留寇之弊。

病案 1　高某，男，2 岁。三天来大便呈稀水样，每日 3～4 次，有酸臭气，腹中胀痛，痛则思泻，泻则痛止，面黄形瘦，胸闷嗳饱，口中作渴，小便短赤，脉象弦数，舌苔污腻。

证属于：脾胃虚弱，乳食过饱，复为生冷所伤，以致于大便不聚而泻，治疗清导和中，佐以淡渗分利。

木香 3 克，川黄连 1.5 克，猪茯苓各 6 克，炒白术 6 克，黄芩 5 克，制军 5 克，枳实 3 克，神曲 10 克，泽泻 6 克，姜皮 1 克。

二诊：药后大便正常，腹胀痛消失，食思略振，惟仍面黄口渴，小便短黄，舌苔腻未退，脉来弦滑，良由食滞未克尽化，湿热蕴中之证，治再原意增损，自可告愈。

川黄连 1.5 克，黄芩 5 克，制川军 5 克，猪茯苓各 6 克，泽泻 6 克，六一散 10 克（包），青广皮（各）3 克，焦三仙各 12 克，车前子 10 克（包），姜皮 1 克。

药后患儿症状完全消失。

病案 2　李某，男，11 个月，初诊日期：2005 年 7 月。

患儿间断腹泻一月，纳食不佳，精神差，泻下物为不消化饮食，兼有水泻，曾经多家医院用药治疗，服用妈咪爱、思连康等药物控制不理想，近一周腹泻加重，呈水样泻，每日六七次，味不臭，肠鸣腹痛，时有哭闹，小便清，手足凉，舌质淡白，指纹青，方用：附子理中汤加味。

附子 3 克（先下），党参 5 克，炒白术 5 克，炮姜炭 2 克，炙甘草 3 克，官桂 2 克，猪茯苓各 6 克，泽泻 5 克，焦三仙各 12 克，陈皮 3 克，半夏 3 克，

三剂，水煎服，每日一剂，少量频服。

二诊：1 剂药后，便次开始减少，服第二剂后便次成为每天 2 次，水泻消失，成稀便，三剂药后泄泻已止，诸证均愈，惟有纳食稍差，此为久泻伤阳，脾运欠复之象。再给予温中调脾，可望渐复。

党参 5 克，炒白术 5 克，炮姜炭 2 克，炙甘草 3 克，炒谷芽、麦芽各 10 克，淮山药 10 克，扁豆 10 克，炒薏苡仁 10 克，陈皮 3 克，半夏 3 克，砂仁 2 克（研）。

按：本例患儿为寒滞内凝，脾阳被困，升降功能失常，湿浊下注大肠，故用附子、官桂温阳止泻，党参、炒白术、猪茯苓健脾助运利湿。各药相配，收效显著。

病案3 浦某某，男，2.5岁，北京人。初诊日期：2005年7月3日。

患儿近几日突然出现腹泻，泻势较急，每日约8~9次，味臭秽，色黄，为蛋花样泻，未见脓血，纳食差，腹胀，小便少。查体：精神差，眼窝轻度凹陷，心肺（－）。腹平坦无压痛，皮肤弹性尚可，肛门红，舌质红舌苔白腻，指纹紫。证属于：湿热下注。治疗：清热利湿，辛开苦降。方如下：

黄连1.5克，黄芩10克，木香3克，厚朴3克，炒白术10克，陈皮3克，半夏3克，泽泻6克，砂仁2克（打），六一散10克（包）。

7剂，水煎服，每日1剂。

二诊：服用上方后，腹泻已经明显好转，继续给予清除湿热余邪，加入焦三仙各10克。

黄连1.5克，黄芩10克，木香3克，厚朴3克，炒白术10克，陈皮3克，半夏3克，泽泻6克，砂仁2克（打），六一散10克（包），焦三仙各10克。

3剂，水煎服，每日1剂。

按：湿热之邪，蕴结脾，传化失职，下注大肠，清浊不分，即成腹泻，湿热阻滞气机，有碍脾胃，出现纳呆腹胀，肛门红，舌质红舌苔白腻，指纹紫均为湿热之象。方中黄芩、黄连、泽泻清热利湿，木香、厚朴行气消胀，陈皮、茯苓、白术健脾助运，六一散清热利尿，分消利小便，以实大便，各药相配，收效显著。

病案4 李某某，女3岁，初诊日期：2006年4月。

患儿平素大便稀薄，每日2次，近半月开始腹泻加重，每日泻次为5~6次，食欲尚可，面色黄白，精神疲乏，今日来门诊求治，现症：精神疲乏，面色黄，大便稀薄呈水样泻，无臭味，纳食可，肛门无红肿，舌质淡舌苔白，脉象细缓。证属于脾胃虚弱，以健脾止泻为主，七味白术散加减。

太子参10克，炒白术10克，茯苓10克，炙甘草3克，葛根10克，木香3克，焦三仙各10克，柴胡6克，升麻3克。

7剂，水煎服，每日1剂。

二诊：便次减少。效不更方，原方加入砂仁1.5克。

太子参10克，炒白术10克，茯苓10克，炙甘草3克，葛根10克，木香3克，焦三仙各10克，柴胡6克，升麻3克，砂仁1.5克（打）。

按：患儿素体脾胃虚弱，饮食不调，日久伤脾，脾土衰弱，失去健运，不能运化水湿，故而腹泻，七味白术散健脾助运，芳香醒脾，升发脾胃清阳之气，脾虚者阳必陷，用升麻、柴胡升提止泻。

第二节　小儿呕吐

呕吐是一个症状，它可以伴随于其他多重疾病中，属于消化不良的范围，如胃炎、溃疡、蛔虫、阑尾炎、肠梗阻、肝炎等多种消化系疾病。但中医对于小儿呕吐的认识是结合辨证、寒热、食积分证的，是因为胃失和降，气逆于上，以致乳食由胃中上逆经口而出的一种东西病证。《医宗金鉴·幼科心法》将呕吐分三种类型，即呕、吐、哕。呕为吐时有声音并呕出东西，病在阳明经，气分血分都有病；吐即吐出东西而没有声音，病在太阳经，属血分病变；哕即只有声音而吐不出东西，病在少阳经，属气分病变。三者在临床上往往同时出现，有时是不能严格区别的，总之，三者不外是气逆上冲所致。

一、病因病机

小儿呕吐是中医以症状命名的，为儿科常见的疾患之一，胃气失和，气逆于上是小儿呕吐的主要原因，在小儿多因乳食过多，停滞中脘；惊悸呕吐；痰饮壅盛，阻塞气机或胃中积热及素体脾胃虚寒，导致胃气失和而呕吐。

本病病机关键为胃气上逆。胃主受纳，腐熟水谷，以通降为顺。小儿先天脾胃薄弱，易为外邪所伤，致使胃失和降，气逆于上，产生呕吐。关于呕吐的分类，历代医家各有所述，有按病因分的；有按病性分的；有的则综合分类，如《万密斋》可将呕吐分为冷、热、积、惊、伤乳吐、虫吐、咳吐、干呕等10种，《幼幼集成》则分为寒、热、积吐三种。我们在临床一般采用病因与病性相结合的分类方法。病因有伤乳食吐、惊吐、痰饮吐、虫吐四种，在病性方面分虚、实、寒、热四种。

二、辨证施治

1. 伤食吐

小儿过食油腻面食，停蓄胃中，脾胃薄弱，必然会壅塞中脘而引起呕吐，纳食呆滞，口气发酸臭，吐出物均是未经消化的食物或酸臭黏涎，同时伴见发热、面色黄、肚腹膨胀，治疗的方法宜以清胃和中，止吐化滞为主，方用保和丸加减。

病案 程某某，男，4.5岁，北京市人，于2005年9月26初诊。患儿近五日以来，呕吐频作，在家中自服药物未能缓解，前来门诊就诊，刻下症：呕吐、吐物酸臭，打嗝、口中有异味、不思饮食，腹胀，大便十日臭秽，小便黄，舌质红苔黄腻，脉象滑而数。此次治疗当以消积和中为主，保和丸加减。处方如下：

陈皮5克，半夏5克，枳实3克，厚朴3克，连翘10克，黄连1.5克，焦三仙各10克，炒莱菔子5克，另以小儿至保锭6粒，早晚各一次；汤药三剂，水煎服，每日一剂，早中晚饭后半小时。

二诊：呕吐已止，腹胀缓解，大便3次/日，纳食稍好，舌苔仍黄腻，此时积滞尚未完全化解，治疗当以和胃消导。

黄芩10克，黄连1.5克，青皮3克，陈皮3克，半夏3克，炒莱菔子5克，泽泻6克，焦三仙各10克，鸡内金10克，茯苓10克。

汤药三剂，水煎服，每日一剂，早中晚饭后半小时，药后病愈。

2. 夹惊吐

《医宗金鉴·幼科心法》："食时触异吐清涎，身热心烦睡不安，截风观音散最妙，止吐定吐丸可全。"夹惊吐，临床上以呕吐清水，伴心烦睡时不安，身体轻微发热，有时可引起抽搐，甚至易于发声惊痫，抓紧时间救治是非常必要的，治疗方面用全蝎观音散息风镇惊止吐。

病案 张某某，女，10月，昨日下午不慎由床上摔至地上，忽然受惊，于当日夜间出现呕吐，吐物为涎水，睡中惊悸、易于哭闹，体温37.3℃，面赤唇红，大便正常，小便黄。此例患儿因惊恐后，神智抑郁，影响脾胃，升降功能失常，形成惊吐之证，给予止吐定惊，运用全蝎观音散加减。

全蝎3克，僵蚕6克，钩藤6克，薄荷3克（后下），陈皮3克，竹茹6克，半夏3克，郁金6克，灶心土15克（代水煎）；汤药七剂，水煎服，每日一剂，早中晚饭后半小时。

二诊：大便稀黏，发热已解，呕吐止，证情基本稳定，效不更方，原方三剂，病告已愈。

3. 痰饮吐

小儿先天脾虚，运化失司，水饮停留，流滞胸膈，变而为痰，痰阻气机，则脘闷食不得下，上逆作吐，故呕吐物为涎水或泡沫，水饮上犯，清阳之气，出现头晕、心悸、脉象滑，治疗以健脾化痰，降逆止呕，治疗温中化饮，方用二陈汤加香砂六君子为主。健脾补虚，和胃利湿。

病案 李某，女，9岁，近几日出现胃脘部不适，不思饮食，口吐涎沫，于2006年3月2日初诊。刻下症：口吐涎沫，胃脘部不适，纳差，平素喜食生冷，舌质淡，苔呈水滑。辨证：寒邪伤胃，脾阳被遏，证属：胃寒脾阳不化，治疗当以温运和中，散寒止痛。方用：

黄连2克，吴茱萸3克，干姜1克，炙甘草3克，炒苍术10克，炒白术10克，香附10克，陈皮5克，半夏5克，生姜3片，大枣5枚，焦三仙各10克。

汤药七剂，水煎服，每日一剂，早中晚饭后半小时服。

二诊：药后吐涎水大减，胃痛缓解，继续服用原方加减。

4. 胃热呕吐

多有小儿平素过食油腻煎炒的热性物质，小儿胃中蓄热，邪气上逆，出现食入即吐，呕吐次数多，呕吐物酸臭，口渴多饮，心烦睡中不实，舌质红苔黄，脉象滑数，辨证为胃热蕴积，浊气上逆。治则清热泻火，和胃降逆，在临床我常喜用温胆汤合苦辛开降法共同治疗，疗效明显。

病案 侯某某，女，8岁，北京人，初诊日期：2005年6月27。

患儿平素饮食不规律，稍有饮食不慎，易出现呕吐现象。此次，因误食不洁之物，开始出现呕吐，食水一入即吐，曾在西医院治疗，诊断为食物中毒，给予对症治疗，三天后症状改善不明显，仍呕吐不止，今由其父背入我门诊。症见：精神差，疲乏无力，呕吐不止伴见恶心，腹痛，不思饮食，手足心热，小便黄，大便干燥。舌质淡苔黄腻。中医诊断：再发性呕吐，证属于：湿热内蕴，胃失和降，治疗给予：和胃降逆，清热利湿。方用黄连温胆汤合苦辛开降法共同治疗。

藿香10克，黄连3克，竹茹10克，枳壳5克，苏梗10克。半夏5克，钩藤10克，全虫3克，元胡10克，灶心土15克（代水），焦三仙各10克，内金10克。

七剂，水煎服，每日一剂，早中晚饭后半小时。

二诊：服药后，患儿症状明显得到改善，其父诉服药第一剂后，呕吐次数即明显减少，服药三剂后，症状已完全改善。本次就诊，患儿精神状态好，呕吐、恶心消失，有食欲，但纳食少，舌质淡苔黄，给予滋养胃阴。

南沙参10克，麦冬10克，生地10克，山药10克，扁豆10克，枳壳5克，竹茹10克，生山楂15克。

三诊：诸证消失，病告痊愈。

按： 患儿平素稍有饮食不慎，易出现呕吐现象，此次，因误食不洁之物，造成脾胃再次受损，郁结化热，小儿胃中甚热，热毒蕴积于胃，食入以后，就上冲吐出。治疗清热止呕为主。用温胆汤中竹茹、枳壳清热降逆，藿香、灶心土温胃止呕，寒中温药，为反佐之意，黄连清胃热利湿。患儿呕吐较重，伤胃阴明显，故二诊时，以滋养胃阴为调理目的。

第三节　再发性腹痛

腹痛是小儿时期常见的证候，可见于任何年龄，婴幼儿常表现为无故哭闹或夜啼甚，较长儿童可以自诉，但往往不能准确描述其疼痛位置。

腹痛主要是指胃脘以下，脐的四旁及耻骨联合位发生的疼痛，具体有全腹痛，脐周痛，少腹痛，小腹痛。腹痛实质上是各种疾病发展过程中的一个症状，小儿内科疾病中，经常会见到腹痛症状出现，所以临证时需仔细审因，辨证施治。排除小儿急腹症，肠套叠，阑尾炎等外科急症，以免贻误病情。中医对于小儿腹痛的认识，前人认为"不通则痛"，由于受邪以后，气机凝滞，营卫经脉之气，不得通利，邪正交助所致。我们本节所要讨论的是小儿功能性的腹痛即再发性腹痛的具体内容，此型腹痛占儿童总数的50%～70%。

一、病因及分类

六腑以通为顺，经脉以流通为畅，小儿腹痛原因多为：寒热虚实，感受寒邪，停食积滞，脾虚胃寒，气滞不通，都会使六腑不通而成腹痛。一般感受寒邪或过食冷食，所出现的腹痛都是以寒性腹痛为主。停食积热而出现阳明腹痛，属于热性腹痛；寒热食积损伤都为实证，起病缓慢为虚证。

二、诊断标准

（1）突发，可自行缓解，疼痛持续时间短。

（2）以脐周为主。

（3）无其他脏器症状。

（4）反复发作症状相似。

三、辨证施治

1. 乳食积滞

食入即痛，一般以胃脘痛，腹部膨隆，饱嗳吐酸，腹痛欲泻，泻后痛止，夜卧不安哭闹，纳食差，大便干燥，面黄，舌质红舌苔黄腻，脉沉滑，指纹紫滞。治疗：以消导行气止痛，方药：香砂平胃散。

方药：苍术 10 克，厚朴 3 克，陈皮 3 克，半夏 3 克，砂仁 1.5 克（打），枳壳 3 克，白芍 10 克，木香 3 克。

此为健脾行气，燥湿祛痰。

苍术燥湿健脾，厚朴除湿散满，陈皮理气化痰，木香、砂仁增强芳香化湿理气健脾的作用。大凡脾胃病变，只要属于脾胃湿滞，口渴食少，腹胀，舌苔腻都可以用它。故人称"治脾圣药"。

食积生湿，湿滞互相，可以寒热转化，湿聚停痰，痰湿阻滞，舌质红舌苔黄腻，脉象滑，我在临床常用苦辛开降法治疗此种情况。

病案 1　吕某，男，7 岁，初诊日期：2005 年 9 月 25 日。

患儿近几日因感冒发热后，出现食欲差，不思饮食，时有腹部胀闷疼痛，按之痛甚，时时呕恶欲吐，面色不华，小便黄赤，大便干燥，舌苔白腻，脉象滑利。今家长带之来门诊就诊，问其病史如上，考虑为病后脾胃功能虚弱，运化失常，同时被饮食所伤，中焦受阻，胃气不降，气机被阻，邪正交攻而为腹痛。所以治疗当和胃导滞，止痛降浊。

茯苓 10 克，炒白术 10 克，炙甘草 3 克，青皮、陈皮各 3 克，半夏 3 克，香附 6 克，川楝子 10 克，元胡 10 克，藿佩梗各 6 克，天台乌药 5 克，莱菔子 5 克，焦三仙各 10 克，内金 10 克。

五剂，水煎服，每日 1 剂，早中晚饭后半小时服用。

二诊：服药后，腹痛未再发作，呕吐恶心完全消失，纳食稍有所增，大便仍觉不通畅，舌苔薄白，此为脾胃运化功能仍未恢复，运化无权，再拟健脾助运之方，加强其运化功能。

茯苓 10 克，炒白术 10 克，淮山药 10 克，生熟薏苡仁各 10 克，陈皮 3 克，木香 3 克，砂仁 1.5 克（打），焦三仙各 10 克，藿、佩梗各 6 克。

按：食积腹痛，小儿最为多见，因为小儿饮食不节，暴饮暴食，以致于食物停止不化，气机被阻，导致腹痛。古今医家都以消导和中为正治，食积去后，再予以调理脾胃为善后，本案初宗正是出于此种考虑。

病案 2　吕某某，男，10 岁，初诊日期：2006 年 4 月 9 日。

患儿近三日，口中时有异味，口干欲饮，口腔出现溃疡，不欲饮食，于昨日放学后突然出现胃脘部疼痛，痛势较剧烈，伴见有呕吐，呕吐物酸臭，急去附近医院就诊，对症用药后，疼痛稍缓解，今晨疼痛又发作，遂来门诊救治。刻下证：精神差，面色红赤，胃痛汗出，时欲呕吐，口颊有溃疡，口中异味，小便黄，大便干燥，舌质红舌苔黄，脉滑数。观其表现及证候，考虑为食积生湿，湿滞互阻，湿热内蕴，致胃失和降，出现气逆而痛。故治疗当以清热和中，理气止痛为主。

藿香 10 克，黄连 3 克，生石膏 25 克（先下），竹茹 5 克，干姜 1.5 克，山栀 3 克，郁金 5 克，橘皮 5 克，大白芍 10 克，川楝子 10 克，元胡 10 克。

五剂，水煎服，每日 1 剂，早中晚饭后半小时服用。

二诊：药后胃痛已止，呕恶亦蠲，口腔溃疡基本愈合，二便正常，继续拟以健胃和中，巩固治疗。

茯苓 10 克，炒白术 10 克，淮山药 10 克，生熟薏苡仁各 10 克，陈皮 3 克，郁金 5 克，砂仁 1.5 克（打），香稻芽 10 克，藿、佩梗各 6 克，枳壳 3 克。

按：前哲云："暴痛属寒，久痛属热，暴痛属经，久痛属络"这是指的一般规律而言，此案属暴痛，并无寒象表现，所表现的却是一派热象，故用清热和中，理气止痛之品而愈合，所以临床必须据证情灵活辩证，不可过于拘泥。

病案 3　郝某某，男，6 岁，初诊日期：2005 年 8 月 1 日。

患儿反复脐周疼痛近一年，痛势不剧烈，时发时止，以饭后或晨起易于出现疼痛，不用药可自行缓解，缓解后能正常玩耍，曾在当地医院做彩超示：肠系膜淋巴结多个肿大，最大为：11×7.5 毫米。近一周疼痛有所加重，慕名来北京求治中医。刻下症：精神尚可，面色发黄，腹痛时发，偶伴恶心呕吐，纳食可，大便干燥，腹部按之软，右下腹部稍痛，舌质红舌苔薄黄，脉象滑。诊断为：肠系膜淋巴结肿大。考虑为：肝经郁热，日久而化火，火热灼津，炼液成痰，痰有热则肿，痰凝气结，经久不散，结肿不消，即成痰核，所谓淋巴结肿大。治疗当以清热化痰，软坚散结，理气止痛。方用玄参牡蛎汤加减。

蒲公英 10 克，紫花地丁 10 克，穿山甲 5 克（先下），海藻 10 克，柴胡 5 克，香附 5 克，川楝子 5 克，元胡 10 克，陈皮 5 克，半夏 5 克，枳壳 3 克，桔梗 5 克，当归

10 克，赤芍 10 克。

五剂，水煎服，每日 1 剂，早中晚饭后半小时服用。

二诊：药后腹痛发作次数减少，呕恶亦蠲，二便正常，舌质红舌苔薄白，脉象滑。再拟原方继续治疗。

蒲公英 10 克，紫花地丁 10 克，穿山甲 5 克（先下），海藻 10 克，柴胡 5 克，香附 5 克，川楝子 5 克，元胡 10 克，陈皮 5 克，半夏 5 克，枳壳 3 克，桔梗 5 克，当归 10 克，赤芍 10 克。

2. 寒凝腹痛

必须辨清虚实：①腹中切痛，寒邪上逆或少腹拘急冷痛，舌苔沉紧为下焦受寒，此为实证腹痛，治疗为温中散寒；适宜用附子粳米汤或暖肝煎温肝散寒。②腹痛缠绵，时作时止，喜热恶冷，治疗时喜按，饥饿或疲劳时加重，则为虚寒腹痛，治疗适宜甘温益气，散寒和中，黄芪建中汤加味。

病案 1 高某，男，5 岁，初诊日期：2005 年 9 月 10 日。

昨日起开始出现腹痛，以肚脐周围疼痛为主，痛作绵绵，按之疼痛加重，胃纳不佳，大便未行，面色黄滞，神疲不振，舌苔薄白，脉象沉滑。证属于：中焦寒凝，气机失展不通则痛，治疗当温散寒邪，理气止痛。

天台乌药 5 克，老木香 3 克，吴茱萸 2.5 克，制香附 10 克，延胡索 6 克，官桂 3 克，炒川朴 3 克，青陈皮各 3 克，三物备急丸 3 克（包）。

二诊：进温中散寒，理气止痛之品，大便已通，腹痛告止，中焦寒凝，得温已化，再拟温中调胃，以善其后。

官桂 3 克，吴茱萸 2.5 克，淮山药 10 克，炒白术 10 克，广木香 3 克，砂仁米 2.5 克（打），天台乌药 5 克，青陈皮各 3 克，炒半夏 6 克，生姜 2 片，焦三仙各 10 克，小红枣三枚。

按：此案绕脐腹痛，诊为中焦寒凝，主要是根据腹痛绵作，拒按便秘，脉沉苔白等证，温中散寒，理气止痛之品，复诊即愈，一般来说，绕脐腹痛，多诊为虫痛，但是虫积作痛，多半骤然而来，截然而止，且有流涎面赤之象，很少绵作现象。

病案 2 赵某某，男，4.5 岁，初诊日期：2005 年 7 月 30 日。

患儿平素脾胃功能差，饮食稍有不慎，或贪凉后即易出现脘腹部疼痛，近一周，又开始出现腹痛胀气，疼痛部位不固定，呈串痛，痛势不剧烈，按之疼痛减轻，腹部给予暖水袋可稍缓解，大便稀溏，每日 2 次，食后疼痛缓，舌苔白而滑，脉象弦数无力。

证属于：脾胃虚寒，中焦不运，虚寒气滞则为痛，治疗当温中健脾助运，方用黄芪建中汤加减。

炙黄芪 10 克，大白芍 10 克，桂枝 5 克，炙甘草 3 克，干姜 1 克，木香 3 克，饴糖 30 克，橘皮 5 克，半夏 5 克，大枣五枚，川楝子 5 克，元胡 10 克。

二诊：药后脘腹痛已瘥，食欲亦佳，二便如常，舌苔白脉细，原方继续。

炙黄芪 10 克，大白芍 10 克，肉桂 3 克，炙甘草 3 克，干姜 1 克，木香 3 克，饴糖 30 克，橘皮 5 克，半夏 5 克，大枣五枚，川楝子 5 克，元胡 10 克。

3. 停食外寒腹痛

小儿内有食积停滞，脾运失调，外感风寒之邪，出现寒凝食滞，气机壅塞而发病。症见：有外感症状，发热恶寒，兼见腹痛，不思饮食，呕吐不消化饮食。治疗给予发散外寒，内消乳食，藿香和中汤。

内停食外受寒，在小儿中是较多见的，临证时每遇此情况，其治疗的根本问题还是在脾胃。人之中焦胃盛，气机通达，输布津液，生化气血，以营周身，则病无日生。《内经》云："四季脾旺不受邪"之说，脾旺则抵抗力强，外邪不可内侵。

病案 1 刘某，男，9 岁，初诊日期：2005 年 3 月 10 日。

今晨 4 时，开始发热，自觉胃脘疼痛，身热不退，体温 38.5℃，痛在右侧下腹，痛而拒按，行走不便，伴有恶心呕吐，口干作渴，喜欲凉饮，小便黄，大便稀。查体：急性痛苦面容，面色青黄，口唇焦红，舌苔薄黄尖边红，脉象弦数而滑，语言低微断续，腹肌紧张拒按，麦氏点压痛（＋＋＋），反跳痛（＋＋＋），血常规：白细胞 22.8×10^9/升，中性粒细胞 88%，淋巴细胞 11%，嗜酸粒细胞 1%。

湿浊阻于肠胃，升降失常，故呕恶便稀，湿热蕴积，气血壅滞不通，故腹痛拒按，此为肠痈证，拟调气活血和中治之。

当归 10 克，赤芍 10 克，广郁金 6 克，延胡索 6 克，制乳没各 5 克，法半夏 6 克，黄芩 6 克，黄连 3 克，焦山栀 6 克，小茴炭 3 克，生甘草 3 克，荷梗 2 尺。

二诊：昨日进调气活血止痛之品，上午 11 时半即服头煎，入药后泛吐，但吐后腹痛反见减轻，以后呕恶未作，下午 1 时继续进 2 煎，腹痛如失，诸证均消，精神已趋活泼，晚餐纳食未吐，小便不黄，大便正常，夜间寐卧甚适，今早已经上学，刻下腹部各种阳性病证，均已消失，血常规：白细胞 14.7×10^9/升，中性粒细胞 72%，淋巴细胞 26%，嗜酸粒细胞 2%，此湿浊渐化，升降复常，气血流畅之象，证势已平，再拟原议调理，慎调为要。

当归 10 克，赤芍 10 克，广郁金 6 克，延胡索 6 克，制乳没各 5 克，法半夏 6 克，黄芩 6 克，黄连 3 克，焦山栀 6 克，小茴炭 3 克，生甘草 3 克，荷梗 2 尺。

按：此案为典型阑尾炎证，病证急性发作，投用调气活血和中止痛之方，1 剂即愈，较之使用大黄牡丹汤，奏效尤为理想，因此临床时可以放手使用，根据此方的组合来看，对慢性阑尾炎亦颇为适用。

病案2 高某，男，7岁，初诊日期：2006年9月18日。

患儿脘腹疼痛四五日，痛时则恶心呕吐，曾吐出蛔虫1条，自汗肢厥，面黄而青，大便通调，小便黄浑，舌苔水黄而腻，脉来弦滑。

此为上热下寒，蛔虫不安于宫，扰动上膈，形成蛔厥重证，治疗以酸甘苦辛合用，乌梅丸加减。

乌梅肉6克，炒川椒3克，细辛1.2克，淡干姜1.5克，川黄连2克，肉桂3克，大腹皮5克，黄柏6克，炙甘草3克，茯苓6克，木香3克，广皮3克。

二诊：药后腹痛已止，自汗肢厥亦瘥，谷食较香，惟有面黄形瘦，精神欠振，湿困中都，脾阳不振，治疗当以健脾燥湿，以杜生虫之源。

党参6克，炒白芍10克，茯苓6克，黄芪6克，陈皮3克，淮山药10克，木香3克，砂仁米2克(打)，炒苍术3克，炒川厚朴3克，煨姜2片，小红枣3枚，川连1.2克。

按： 蛔厥，就是手足厥冷，而有吐蛔的一种证侯，仲景指出是因为脏寒，蛔上入膈的关系，唐容川云："脏寒则下焦纯寒，蛔亦不安，欲上膈以就热"，柯韵伯谓："胸中烦而吐虫，不是胃中寒而吐蛔，故可用连柏"，这都具体指出，蛔厥是下焦寒，中焦热，寒热错杂的一类病例。此案表现正是如此，自汗肢厥，面黄腹痛，大便通调，这些都是寒象；小便黄、舌苔黄、脉象滑，这些都是热象表现，故用乌梅丸加减，应药而愈合。

第四节　小儿口疮

小儿口疮，以齿龈、舌体、两颊、上腭、口唇等处出现黄白色溃疡，伴有疼痛流涎，偶有发热等为特征，严重者出现满口糜烂，疼痛较重，称为口糜，有时部分患儿可出现口角两侧溃烂，俗称燕口疮。一些体质虚弱的患儿，口疮可反复发作，造成迁延日久，反复不愈，成为顽固性口腔溃疡。口疮在西医学亦称疱疹性口腔炎，主要是由单纯疱疹病毒Ⅰ型感染所致。好发部位于颊黏膜、齿龈、舌、唇内、唇黏膜及口周附近。以单个或成簇的小疱疹出现各黏膜部，可迅速破溃后形成溃疡的，甚至融合成不规则的大溃疡，可累及软腭、舌、咽部，疼痛剧烈，可引起患儿拒食、流涎、烦躁等。

一、病因病机

口疮最早记载于《内经》，指出病因为火热为患，其发生原因主要由于饮食，养育不当以致于心脾素蕴积热，郁久化火，循经上行，熏蒸口舌，或口腔不洁，颊内损伤，毒邪入侵，内蕴积热，二毒熏蒸口腔，腐蚀肌膜，因而形成口内生疮，溃疡作痛。正如《幼幼集成》云："胎禀本厚，养育过温，心脾积热，熏蒸于上"。《圣济总论·小儿口疮》说："口疮者，由血气盛实，心脾蕴热，熏发上焦，故口生疮"。

以上说明小儿口疮多由心脾积热所形成。不外热乘脾，心脾积热上蒸或阴虚虚火上浮三种成因，但小儿口疮因虚而致者较少见。

二、辨证施治

本病辨证须分清虚实，灵活施治。

1. 风热乘脾

在唇舌或颊内溃疡，甚至满口糜烂，周围红，疼痛拒食，烦躁、流涎水、口臭、小便短赤，舌红舌苔黄，脉数纹紫，治疗宜清热解毒，通便泻火，可用银翘散＋凉膈散，外可配冰硼散少许敷患处。处方如下：

银花10克，连翘10克，山栀3克，生石膏15克（先下），黄芩10克，薄荷3克（后下），芦根15克，淡竹叶10克，牛蒡子10克，制军6克，灯心草1克。

2. 心脾积热

口疮不重，以舌尖、舌边溃烂，色赤疼痛，心烦不安，小便赤。舌尖红，治疗给予清心凉血，泻火解毒，方用导赤散加黄连、车前子、六一散等清心泻火，利小便。

川木通3克，淡竹叶10克，生地10克，山栀3克，黄连1.5克，六一散10克，赤芍10克，当归10克，赤苓10克。

3. 虚火口疮

口腔溃烂，周围色不红或微红，不甚疼痛，反复发作或迁延不愈，口感不渴，舌红少苔，脉象细数，治疗宜滋阴降火，可用知柏地黄丸。同时加肉桂起到引火归元的作用。如果虚火口疮，无阴虚火旺者，可以用理中丸加减。

知母10克，黄柏5克，丹皮6克，山药10克，泽泻5克，茯苓10克，生地10克，吴茱萸6克，肉桂2克，砂仁1.5克（打），苍术10克。

病案1 李某，女，5岁，初诊时间：2005年7月2。

患儿因口腔及舌尖溃烂就诊，近三日患儿舌尖及舌边起疮并破溃，疼痛难忍，进食时更加重，心烦哭闹，大便干燥呈羊粪球状，小便黄赤，舌红苔黄，脉数。证属于心脾积热，治疗清心导赤，泻脾之火。方选导赤散加减。

细木通3克，淡竹叶10克，生地10克，山栀3克，黄连1.5克，六一散10克（包），泽泻6克，当归10克，猪苓、茯苓各10克，灯心草1克。焦三仙各10克。

5剂，水煎服，每日1剂，早中晚饭后半小时服用。

二诊：患儿舌尖及舌边溃疡基本愈合，能进饮食，大便通畅，小便色量已正常，为巩固治疗，驱除余邪，治疗宜清泻余热，处方如下：

山栀3克，淡豆豉6克，柴胡5克，黄芩10克，枳壳5克，茯苓10克，白芍10克，炙甘草3克，连翘10克。

3剂，水煎服，每日1剂，早中晚饭后半小时服用。病情痊愈。

按：患儿属于心脾积热，本方所用系导赤散加五苓散，导赤散泻心脾之热，心为君火，施以清泻君火，诸火随之而去。五苓散清热利湿，与竹叶共同让热邪随小便而去。所以收效迅速。

病案2　孙某，男，7岁，初诊：1964年6月14。

患儿平素体质较差，经常会出现口腔溃疡，纳食不香，大便不成形，本次口腔破溃已近六天，自服多种药物仍不愈，于是前来就诊。现症：口腔溃疡以颊黏膜处为主，疼痛不堪，饮水进食更加疼痛，形体怯弱，精神疲倦，小便正常，大便稀软，舌质淡，脉象沉细。

此为湿气困脾，虚火上乘，治疗以健脾利湿，引火归元。

淮山药10克，茯苓10克，炒白术10克，扁豆10克，生、熟薏苡仁各10克，生甘草3克，桔梗3克，肉桂3克，黄柏1.5克，生姜皮1克。

另：肉桂末3克，敷撒于破溃处。

3剂，水煎服，每日1剂，早中晚饭后半小时服用。

二诊：服药后破溃处部分愈合，能进食水，大便基本成形，身体仍弱，在拟健脾调中，佐以淡渗利湿。

党参6克，炒白术5克，炙甘草3克，炮姜炭1克，带皮苓10克，肉桂1.5克，青广皮各3克，焦三仙10克，大腹皮10克。

另：肉桂末3克，敷撒于破溃处。

按：口疮一证，辨证须分清虚实，治疗时不可一概施予寒凉，正如《幼幼集成》指出"口疮服凉药不效，乃肝脾之气不足，虚火上泛而无制，宜理中汤收其浮游之火，外以上桂末吹之"。此案患儿情况正如所述，故用健脾调中，引火归元。

病案3　患儿，王某某，女，11岁，北京人，初诊日期：2005年8月15日。

患儿近几日，自觉口唇干痒，唇上有一层密集小水泡，喜用舌舔，且越来越难忍受，前来就诊。刻下见：唇上有一层密集小水泡，疼痒，口唇周围皮肤发红，大便不爽，小便黄赤，舌质红，舌苔黄腻，脉象滑。中医诊断：唇风。证属：脾胃积热。治疗以清胃火，泻脾热，方用清胃散加泻黄散加减：

藿香10克，黄连2克，防风5克，山栀3克，制军10克，当归10克，生石膏25克(先下)，赤芍10克，灯心草1克，升麻3克，淡竹叶10克。

5剂，水煎服，每日1剂，早中晚饭后半小时服用。

二诊：药后水泡消失，疼痒消失，症状基本痊愈，二便正常，惟有舌苔仍偏腻，继续给与原方，去制军10克。

按：此例患儿为小儿唇炎，即中医学所属"唇风"范畴，主因为脾胃积热，风燥湿邪所侵袭。脾其华在唇，脾胃热盛，会出现唇红及密集小水泡，受风燥湿邪所侵，则出现干痒疼。用泻黄散加清胃散，清胃火，泻脾热，脾胃积热一除，唇得脾胃气血滋养，干痒疼痛自除。

病案4 白某，男，40天。

儿哺40日，近日身热不解，口腔白腐成片，三日未行大便，小便黄浑，指纹紫滞。

诊断为：鹅口疮。证属于：胎热蕴结心脾，治疗给予清热解毒。

川黄连1克，黄芩3克，黑山栀1.5克，薄荷2克（后下），桔梗2克，六一散6克（包），细木通5克，橘红3克，蔷薇花5克，灯心草3尺。

另：导赤丹2粒，早晚各半粒；并用冰硼散1瓶，取适量外吹口腔白腐处。

二诊：药后大便已行，便物溏黏垢秽，口腔白腐基本愈合，已能吮乳，再拟原方服用

川黄连1克，黄芩3克，黑山栀1.5克，薄荷2克（后下），桔梗2克，六一散6克（包），细木通5克，橘红3克，蔷薇花5克，灯心草3尺。

另：导赤丹2粒，早晚各半粒；并用锡类散1瓶，取适量外吹口腔白腐处。

三诊：口腔白腐处已瘥，面色红润，再调心脾，以善其后。

茯苓6克，炒白术5克，黄芩2克，川连1克，生粉草1.5克，

桔梗2克，细木通5克，灯心草3尺，生、谷麦芽各10克。

第四节　小儿厌食

厌食，消化不良，积滞这一类病是小儿多发和常见的病证，临床掌握其治疗经验是很必要的。

作为厌食的概念，首先是患儿必须长期厌恶进食或进食量长期都很少。厌食证没有明显的季节性，发病年龄以1~7岁儿童居多，城市儿童较农村儿童发病率高，患儿除了厌食以外，一般没有明显的不适症，预后良好，但如果厌食严重，长期无食欲，可使气血生化乏源，影响生长发育而成为小儿疳积症。

有关小儿厌食的记载，可追溯到《内经·灵枢》篇："…肺和则鼻能知香臭，…心和则能知五味，…脾和则能知五谷。"钱乙在《小儿药证直诀·虚羸》中指出："脾胃不和，不能乳食。"我个人认为脾胃的运化功能正常与肝脏的舒畅调达，是保证食欲的基本条件。

一、病因病机

本病多由先天不足，后天喂养不当，久病伤脾及情绪，过分挑食引起，病变部位主要在脾胃，关联五脏，与心、肝密切相联系。

小儿脾常不足，脏腑娇嫩，乳食不知自节，加之家长过于溺爱，恣意零食，冷

食超过了小儿消化的正常能力，均可损伤脾胃，产生厌食或久病它病，误用攻伐，苦寒损伤脾阳，或过燥伤胃阴，均可使受纳运化功能失常而厌食，部分患儿是属于先天禀赋不足，脾胃之气薄弱，出现乳食难进。

二、分型治疗

本病是以脏腑辨证为纲，以运脾开胃，抑木扶土为基本法则。

1. 调胃和脾，运脾开胃

本证属于厌食初期，表现为食欲不振，其他伴随症状较轻，舌质淡舌苔白，脉象有力。

病案 1 患儿，张某某，女，5 岁，北京人，初诊日期：2005 年 9 月 26 日。

患儿平素脾胃虚弱，饮食稍有不慎，即出现便溏，纳食差，面色发黄，眼周泛青，舌质淡胖舌苔薄白，脉象缓，家长欲求中医调理，遂来门诊就诊。症见：精神尚可，面色发黄，眼周泛青，纳食差，饮食稍有不慎即出现便溏，舌质淡舌苔薄白，脉象细缓，中医辨证：脾胃虚弱，脾失健运。方用：七味白术散加味。

太子参 10 克，炒白术 10 克，茯苓 10 克，炙甘草 3 克，木香 3 克，葛根 10 克，焦三仙各 10 克，内金 10 克，砂仁 1.5 克(打)。

7 剂，水煎服，每日 1 剂。

二诊：服药后，便溏减轻，稍有食欲，舌脉同前，原方去木香 3 克，加陈皮 5 克，半夏 5 克，山药 10 克，炒薏米 10 克 。

三诊：服药后，二便正常，纳食较前明显改善，面色红润，给予小儿启脾丸，服用两周，以巩固治疗。

按：患儿平素脾胃虚弱，运化功能失司，出现纳食差，稍有不慎，即出现便溏；面色发黄，眼周泛青，舌脉等均为脾胃虚弱之象，四君子以健脾益气，木香、葛根醒脾理气，焦三仙、内金消食导滞，健胃增食。二诊：给予山药、薏米健脾祛湿，加强脾之运化功能。

2. 扶土抑木法

病案 患儿林某，男，5 岁，北京人，2006 年 3 月 2 日初诊。

患儿平素娇惯，挑食，吃饭时家长喂饭，进食量很少，不思饮食，脾气急躁，稍不如意就哭闹，大便干燥，遂来就诊，刻下见：面色㿠白，形体瘦小，易呕吐，纳食差，脾气急躁，腹胀，食后加重，睡眠不实。舌质红苔白，脉弦细。属于脾虚肝旺。治则给予：平肝和胃，扶土抑木。

柴胡 5 克，炒白术、芍各 10 克，枳壳 3 克，旋覆花 10 克(包)，代赭石 15 克(先下)，郁金 10 克，厚朴 3 克，陈皮 5 克，半夏 5 克，焦三仙各 10 克，内金 10 克。

7 剂，水煎服，每日 1 剂。

二诊：服药后，呕吐现象基本未再出现，睡眠安和，稍有食欲，大便较前变软，但脾气仍急躁，故原方去白芍10克，半夏5克，加炒莱菔子5克，钩藤10克，竹茹5克。

14剂，水煎服，每日1剂。

三诊：服药后，二便正常，纳食较前明显改善。

按：小儿"肝常有余，脾常不足"患儿性情急躁，哭闹与肝气不舒，横逆有关，肝气横逆脾胃，使脾的运化功能失调，使之受纳降浊功能失常，而出现纳食差伴呕吐，所以我们在治疗中抓住脾虚肝亢这一主要矛盾，针对性的运用平肝扶土抑木的办法，加强脾胃的运化功能，抑制肝气的亢逆。往往会收到很好的疗效。这是治疗小儿厌食证的一种独特的思路，运用到临床是行之有效的办法。

3. 从肺论治，健脾益气

病案 患儿，男，5岁，2005年6日5初诊。患儿平素易于感冒，经常出现咳嗽，流涕，咽喉红肿现象，食欲相对较差，偏食，大便干燥。曾多次服用西药，健胃消食片等效果为一时之用，此后症状复又如前，于是慕名前来门诊。主症：易感儿，鼻塞流涕，轻咳，纳食差，便干，咽喉红，舌质红苔黄，脉滑。证属于：肺气不宣，脾失健运。治疗：健脾益气助运。方用：

辛夷10克(包)，苍耳子10克，玄参10克，射干10克，陈皮5克，炙甘草3克，枳壳3克，郁金10克，生谷、麦芽各10克，制军10克。

7剂，水煎服，每日1剂。

二诊：服药后，感冒症状消失，纳食改善，大便变软，给予异功散后期治疗。

方：太子参10克，炒白术10克，茯苓10克，炙甘草3克，桔梗3克，木香3克，焦三仙各10克，内金10克，砂仁1.5克(打)。

14剂，水煎服，每日1剂。

按：小儿生理特点"肺常不足，脾常不足，平素体质稍差，易于为邪气所侵袭，脾虚，气化乏源，正气亦虚，常致肺脾合病，故为易感儿，肺和则鼻能知香臭，……脾和则能知五谷。临床以辛夷10克(包)，苍耳子10克以宣肺畅气机，护肺免邪气伤及他脏，截断病之传播途径，使肺气宣畅安和，调肺可以健脾，枳壳3克，郁金10克，半夏化痰理气，运脾可以护肺二者互相作用，即培土可以生金。

4. 滋养脾胃，益气养阴

患儿，秦某，男，7岁，1998年初诊。

近半年不思饮食，但患儿其他活动未受到影响，可以正常玩耍，多方求治，成效不大，经人介绍来门诊求治。症见：精神尚可，面色发黄，纳食差，偏食，便干，舌质红苔花剥，地图舌，脉象细数。中医辨证：胃阴不足。治疗：滋养胃阴，沙参麦冬汤。

方用：沙参10克，麦冬10克，生地10克，山药10克，扁豆10克，枳壳5克，竹茹10克，生山楂15克。

7剂，水煎服，每日1剂。

二诊：服药后，患儿症状明显得到改善，其父诉服药后胃口好转，花剥苔基本未见，大便正常，继续服用原方加入川楝子 10 克，元胡 10 克。

14 剂，水煎服，每日 1 剂

按：患儿胃阴不足，胃失受纳，故不思饮食，胃阴不足，肠腑津液不足，出现便干，治疗以调理胃阴为主并佐以助运。

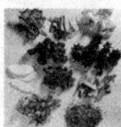

第八讲
小儿肾系疾病

第一节　"五草汤"在小儿肾炎中的应用

　　临床常见的小儿肾炎有急性肾炎、慢性肾炎、肾病综合征、尿毒症等，我们运用常规的辨证方法来治疗，发现效果并不很理想，必须另辟途径，在传统辨证的基础上寻找新的治疗思路，于是我广泛收集大量的民间验方、土方、单方进行反复研究，取其精华，剔除其不足之处，结合临床小儿的发病特点，最后自拟出适宜小儿应用的"五草汤"，"在从肺论治"的思想指导下，灵活地将"五草汤"运用于小儿肾炎的治疗中，取得了显著的成效。首先我们来谈一下"五草汤"在小儿急、慢性肾炎中的应用。

一、"五草汤"在小儿急性肾炎中的应用

1. 病因病机

　　人体的水液代谢功能，主要是由肾脏来主持与调节的，"肺主呼气，肾主纳气"。水液代谢功能失调，运化失灵，排泄出现障碍，不能"通调水道，下输膀胱"，因而脾受影响，水湿停滞，溢于肌肤之间，"诸湿肿满，皆属于脾"，当肺脾受伤，会影响到肾，并连累至膀胱，影响膀胱的正常排泄，故临床肾炎以全身水肿、血尿、蛋白尿及高血压为主要症状，肺脾肾三脏功能失调，造成水湿泛滥，而发生全身水肿，故中医对肾炎及肾病综合征统称为"水肿"病，西医学认为小儿肾炎的病因与感染有关。其病理变化，中医认为引起小儿急性肾炎有内外因的关系，表邪是外因，肺气不足，脾失健运，肾失化气功能是导致肾炎的内因。风邪外袭，肺气不宣，皮肤腠理失去散发水湿的功能，因肺主气，外合皮毛，风邪外袭，肺气不宣，通调水道功能失调，风遏水阻，风水相博，流于肌肤，发为水肿，兼见尿少、蛋白尿，同时风为阳邪，阳邪亢逆，上扰清空，出现头晕、血压增高。在急性肾炎的急性阶段多为阳水，其主要部位在肺脾，以肺气不宣为主。

2. 辨证施治

　　急性肾炎以小儿多见，初病多浮肿、尿少，症状不重，一周后浮肿加重，蛋白

尿、血压增高，属于中医的阳水阶段。阳水可分为

（1）风水相搏：先见面部眼睑浮肿，即而出现四肢及全身浮肿，有表证存在，常规以越婢汤治疗。

（2）水湿浸渍：水肿以四肢明显，小便不利，治疗以通阳利水，方用五皮饮和五苓散加减。

（3）湿热壅盛：遍身水肿，润泽光亮，口渴，治疗以清利湿热，方用疏凿引子。

以上分型按常规治疗，可是有时在临床效果并不理想，为了提高对小儿肾炎的疗效，我改用"五草汤"加减来治疗，方如下：

鱼腥草15克，倒叩草30克，半枝莲15克，车前草15克，益母草15克。

作为基础方，根据不同的证情，分别配以传统治疗的发汗、利水、燥湿、理气、健脾、温化等，抓住主要矛盾灵活应用，鱼腥草、半枝莲是清热解毒，活血渗湿。倒叩草清心解热，利水消肿，益母草可以活血通络，化瘀生新，车前草渗湿利肿，白茅根凉血止血，五草汤的配伍有很强的清热利水、活血解毒的作用。

急性肾炎早期往往表现有咽喉红肿疼痛，恶寒发热等表证，此时治疗多以解表利水出发，用玄参、板蓝根、山豆根加五草汤合越婢汤或麻黄连翘赤小豆汤加减。

当血尿较多时（尿常规：潜血＋＋~＋＋＋），中医认为这是湿热蕴结膀胱，气化不利，热伤血络之象，治疗当以凉血止血，清解湿热。肉眼血尿者：五草汤加小蓟饮子。镜检血尿：五草汤加五苓散、女贞子、旱莲草。当血尿日久时用三黄四物汤合川牛膝。

当肾炎以蛋白尿为主伴有浮肿时：可以用参苓白术散加柴胡、五味子、加五草汤。

由于水不涵木，肝阳偏亢，出现头晕、心烦、恶心时。治疗应在滋肾同时加柔肝潜阳，方用天麻钩藤饮加五草汤。

小儿肾炎早期当以清为主，慎用补药，如果病程较长，也应消补兼施，不可单纯进补。

还有一方面，小儿急性肾炎，除浮肿外，以血尿为多见，且不易消失，这时治疗不能单一的凉血止血，应以调理脾、肾，以活血为主。

以上我们谈了五草汤的治疗方法，此诸药相配，疗效显著，根据临床治疗体会，五草汤不仅对小儿肾炎作用好，且对泌尿系感染及肾病综合征也可以收到较好的疗效。

二、"五草汤"在小儿肾病综合征中的应用

1. 病因病机

肾病综合征临床以全身浮肿、大量蛋白尿、低蛋白血症及高胆固醇血症为主。其病因西医学认识不同，有人认为可能和急性肾炎一样是一种抗体抗原反应；有人认为是血清蛋白和类脂代谢障碍的结果；而中医学对其都归为"水肿病"、"水气

病"。肾司开合，肾气从阳则开，从阴则合，阴太盛则关门常合，水不通为肿，这是喻嘉言在《医门法律》中的一段话，充分阐明水肿的形成与肺脾肾三脏的功能障碍有关系。正常情况下，肺宣发肃降，通调水道，下输膀胱，脾升清降浊，运化水湿，肾阳温化水液，助脾阳运化水湿，气化膀胱，小便通利，以脾气转输和肾气开合为重要。

小儿先天禀赋不足，脾肾素虚或后天调养失宜，肺脾肾三脏虚损是本病发生的关键，肺脾肾三脏任何一个脏器发生障碍，三焦水道受阻，造成水湿泛滥而发生水肿，其主要病变在脾肾，多为阴水。关于水肿的病理"其本在肾，其标在肺，其制在脾"。

2. 辨证施治

（1）以浮肿为主的治疗：

脾阳不振：脾阳虚衰，运化无能，水湿潴留，全身水肿，甚至腹水，舌质淡，治疗以温阳利水，五草汤＋实脾饮。

肾阳虚衰：浮肿以腰以下为重，凹陷不起，尿少，神疲，形寒肢冷，舌淡胖，脉象沉迟。治疗温肾利水，五苓散＋肾气丸＋五草汤。

肝肾阴虚：头晕耳鸣，烦躁，舌质红脉象弦细。以六味地黄汤＋五草汤。

（2）以血尿为主的治疗：我个人认为肾病综合征的血尿仍以湿热蕴结膀胱，气化不利，热伤血络之象，治疗当以凉血止血，清解湿热。肉眼血尿者：五草汤加小蓟饮子。

（3）以蛋白尿为主的治疗：早期，运用五草汤中的倒叩草，消除蛋白尿，疗效非常好，用量在30克左右，如果疾病发展到晚期蛋白尿不除的话，可以重点运用黄芪，益气利水，以消除尿蛋白。

因肾炎与肾病综合征临床共同特点，都属于"水肿病"的范畴，运用五草汤是属于异病同治的方法，疗效可靠，但临床必须要灵活加减，不能教条，需要强调的是：小儿肾炎应慎用温补法，治疗以清为主。

病案1 患儿钟某某，男，11岁，北京人。

患儿被诊断为"肾病综合征"已三年，症状控制相对稳定，近一周因感冒后，病情出现复发，镜下血尿加重，慕名来就诊，患儿现症：精神稍差，乏力、鼻塞、咽痛、小便黄赤，大便干燥，检查：体温36.8℃，心率88次／分，血压14/11kPa，扁桃体Ⅱ°肿大，双下肢无浮肿，舌质红舌苔黄，脉象滑数，血常规：正常。尿常规：尿蛋白（－）；尿潜血（＋＋＋），红细胞满视野。中医诊断：水肿（血尿），证属于：湿热蕴结膀胱，灼伤血络。治疗给予清热利湿，凉血止血，佐以清咽利肺。方用五草汤＋五苓散。

辛夷10克（包），苍耳子10克，玄参10克，板蓝根10克，山豆根5克，鱼腥草15克，倒扣草30克，车前草10克，半枝莲15克，猪苓、茯苓各10克，大、小蓟各

10 克，牛膝 10 克，当归 10 克。

14 剂，水煎服，每日 1 剂，早中晚饭后半小时服用。

二诊：鼻塞、咽痛症状完全消失，精神好，乏力明显改善。复查尿常规：PRO（－），BLD（±～＋），上方维持服用并加入活血化瘀之品四物汤。患儿已病三年，每于感冒或劳累后血尿易于复发。肾主开合，病之久，易于损伤脾胃，瘀阻亦重，故在二诊时，清热利湿，凉血止血同时加入活血养血，健脾补肾之品。

鱼腥草 15 克，倒扣草 30 克，车前草 10 克，半枝莲 15 克，猪苓、茯苓各 10 克，大蓟、小蓟各 10 克，牛膝 10 克，当归 10 克，黄芪 10 克，山药 10 克。赤白芍各 10 克。

14 剂，水煎服，每日 1 剂，早中晚饭后半小时服用。

三诊：诸证消失，复查尿常规：PRO（－），BLD（－），继以二诊原方间断服用 3 个月，症状稳定，半年后随防，未再复发。

病案 2　患儿，李某某，男，5 岁，初诊日期：2006 年 3 月 3 日。

患儿一月前因呼吸道感染后出现双下肢皮疹，于当地医院诊断为"过敏性紫癜"，经查血常规：血小板 135g/L，血细胞 12.0×10^9，中性 0.52%，淋巴 0.48%。尿常规：PRO（＋＋），BLD（＋＋＋），后确诊为："紫癜性肾炎"，一月来，皮疹基本消退，但尿蛋白、尿潜血控制不理想。于是来北京就诊。症见：精神尚可，偶有关节痛，纳食可，小便微黄，大便稍干，咽部充血，双下肢未见皮疹，尿常规：尿蛋白（＋＋），尿潜血（＋＋＋），红细胞满视野，舌质红苔黄腻，脉象滑有力。诊断：紫癜肾。证属于：湿热蕴结膀胱，灼伤血络。治疗给予清热利湿，凉血止血，方用五草汤 ＋ 五苓散。

玄参 10 克，板蓝根 10 克，山豆根 5 克，鱼腥草 15 克，倒扣草 30 克，车前草 10 克，半枝莲 15 克，猪、茯苓各 10 克，三七 3 克(冲)，钩藤 6 克，大、小蓟各 10 克，六一散 10 克(包)。

14 剂，水煎服，每日 1 剂，早中晚饭后半小时服用。

二诊：皮疹未复发，咽痛改善，咽部无充血，未诉关节疼痛，尿常规复查：尿蛋白消失，尿潜血（＋～＋＋），上方中去玄参，板蓝根，山豆根加黄芪、旱莲草、女贞子，方如下：

鱼腥草 15 克，倒扣草 30 克，车前草 10 克，半枝莲 15 克，猪、茯苓各 10 克，三七 3 克(冲)，钩藤 6 克，黄芪 15 克，大、小蓟各 10 克，六一散 10 克(包)，女贞子 15 克，旱莲草 15 克。

21 剂，水煎服，每日 1 剂，早中晚饭后半小时服用。

三诊：连续复查尿常规：尿蛋白（－），尿潜血（－），病情基本好转，继续巩固治疗以二诊原方间断服用 2 个月，随访患儿病情无复发，病告治愈。

按：患儿最初因外感邪气，出现热邪伤营，迫血妄行，可见皮肤紫癜，继而出现湿热蕴结膀胱，气化不利，热伤血络之象，用玄参，板蓝根，山豆根治疗咽痛，防止病情加重，五草汤清热利湿，凉血止血，在治疗中，血尿较蛋白尿更难消退，单纯的凉血止血，恐难达疗效，故二诊中，加入黄芪、女贞子、旱莲草健脾益肾，以补肾之摄血不足及脾之统血不固。

病案3 张某，男，8岁，初诊日期：2006年7月3日。

诊断：肾病重症腹水。

病开始于2003年3月29日，先见眼睑浮肿，继而全身肿胀，在当地医院治疗，尿常规检查：尿蛋白（＋＋＋），诊断为：急性肾炎。住院一年，经用青霉素、利尿药及民间单方，浮肿方渐消，出院。2005年9月因患感冒，浮肿复发，而且症状加重，入某儿童医院住院治疗，症状时好时犯，时轻时重，入院治疗经用中西药及输血等疗法，效终不显。中途曾患感冒4次，于3月底全身浮肿，日趋严重，伴见大量腹水，病势恶化，故特转来北京治疗。刻下症：面色苍白，形神困倦，腹大如瓮，腹胀如鼓，腹围87厘米。肚脐突出，紫筋暴露，颜面周身浮肿，喘息转侧维艰，周身沉重不适，咳嗽排痰稠黏，饮食量少，食后胀甚，小便涓滴色黄，大便成形色黑，肛门周围，糜烂浸水。舌质绛赤，苔薄白，脉细数。

肿胀一证，当责之肺脾肾三脏，因水气运行，必借肾之开合，脾之转输，肺之通调，若三者功能失调，必然水湿内积，肿胀乃成。本证业经三载有余，反复发作，水气由表入里，肿胀延及胸腹，以致腹大如鼓，咳逆喘促，显示气血两虚，中焦失调，水湿壅滞，血络瘀阻，上犯高原，标本同病。夫脾为后天之本，脾虚则湿生，湿为阴邪，若命门火衰，不能气化，阴霾必然过胜，肾脏受其湿淫，就可形成阳气不到之处，亦即浊阴凝聚之所，久而损及决堤之职，则水聚而不行。同时，湿蒸日久可以壅气生热，热注下焦，可以导致阴部糜烂浸水。病势重险，拟先宣肺行水；继予攻补兼施，以祛水气；最后补脾温肾，以善其后。证势至此，预后不良。

综合以上主证，治以宣肺行水，以为先驱，宗甘草麻黄汤合四苓散出入立方。

水炙麻黄3克，六一散12克（包），猪苓、茯苓各10克，炒白术10克，泽泻6克，炒薏米仁10克，车前子10克（包），炒川朴3克，老木香3克，葶苈子3克（包），西瓜翠衣15克，琥珀粉1.5克（分冲）。

二诊：药后肿热未减，仍然咳嗽喘息，痰不易出，皮肤干燥，手指转运失灵，小便极少，阴囊肿若晶球，病势有增无减，显示水邪上犯于肺，肺气失于通达，皮毛宣泄不畅，三焦气化失利，再拟开肺利水治之，以观动静，兼佐外治，以期达到通络泻水之效。

桑叶、皮各10克，陈皮3克，瓜蒌皮10克，海南皮10克，葶苈子10克（包），厚朴3克，猪苓、茯苓各10克，杏仁10克，桔梗5克。

三诊：连用上法以后，患儿自觉舒服，全身浮肿减轻，咳逆喘息大平，腹胀略为缓和(腹围85厘米),日来突于右下肢发现丹毒,迅速蔓延至膝盖,边缘清晰,表面压之疼痛,加之患儿急躁啼哭,以致更脐突腹胀,小便不畅,呼吸气促,胸中自觉闷热,时时腹痛恶心,据此证情,另有枝节,是殆水邪湿毒,郁蒸入营之象,治当宣肺利水,佐以清热凉血,宗"治风先治血,血行风自灭"之意。

泽泻10克,赤苓10克,炒白术10克,车前子12克(克),冬瓜皮15克,大腹皮10克,陈皮6克,当归尾6克,大生地15克,紫丹参10克,赤芍10克,鲜茅根60克。

四诊:药后红斑消失,但仍有腹胀尿少,身热波动起伏,热甚时口渴欲冷饮,胸中热,热退时手足冷,大便溏,寒热证象,交替演进,所幸神情并无虚脱不支表现,根据证情,颇虑汗出卫阳不固,腠理宣疏,而生骤变,治疗原方继续服用,随观病情变化。

泽泻10克,赤苓10克,炒白术10克,车前子12克(克),冬瓜皮15克,大腹皮10克,陈皮6克,当归尾6克,大生地15克,紫丹参10克,赤芍10克,淮山药10克。

五诊:患儿突觉全身无力,大汗淋漓,肢凉颤动,神志不清,虚脱亡阳之兆,急当大补元阳,以挽危亡于俄顷。以红人参30克,熟附片15克,浓煎频频灌服。

六诊:进参附汤后阳回厥平,肿势依然未退,改拟防己黄芪汤化裁,以固表利湿,温化州都水气。

黄芪25克,防己6克,高丽参5克(冲服),炒白术6克,淮山药10克,炒薏米仁12克,泽泻10克,车前子10克(包),当归10克,生牡蛎15克(先下),升麻2.5克。

七诊:叠进上方以后,病情有所平稳,阴囊水肿已消,面白无华,精神略显疲惫,惟有腹胀终不减轻,属脾肾阳衰,水湿内蕴未净,病情所示,尚属虚中夹实,理宜攻补兼施,一面温运脾肾而扶正,一面攻逐水湿以祛邪,盖非温暖之方,不足复其阳,非通导之药,不能去其水。

肉桂3克,川附子6克(先下),熟地黄10克,山萸肉6克,粉丹皮6克,泽泻6克,淮山药10克,茯苓10克,红人参6克(另煎兑服),黄芪2克,千金子6克。

另:吴茱萸粉60克水调敷两足心,以导水下行。

八诊:上方共进十有三剂,病势大减,腹胀明显消除,无波动感,青筋消失,脐突回缩,通身肿势全消,骨角显露,肛门不再流水,糜烂之处开始愈合,神清气爽,饮食如常,初则每日能坐3~4次,即则能站立半小时,目前已能扶床行走,此时重在巩固疗效,治当调补气血,拟以八珍汤,以为善后处理。

人参10克,黄芪10克,茯苓10克,炒白术10克,炙甘草3克,当归6克,熟地黄10克,川芎2.5克,大白芍10克,煨姜2片,红枣3枚。

按:此案病经三载,入院直到治愈,据其病情演变及治疗步骤,大体上分为三个阶段,第一阶段病情最为严重,先宣肺行水,似有祛邪外达,症状渐趋缓和之象,旋因湿毒郁蒸入营,发生丹毒,自从改拟宣肺行水,佐以清热凉血以后,反而证情变化较大,寒热之象杂呈,终于突然大汗肢凉,神志不清,几至猝不及救,此缘证久体虚，正气不支所致，所幸投以参附汤及防己黄芪汤后，阳回厥平，气化向利，腹胀水肿，虽未显效，但一般证情似较稳定，而且显示虚象较多，实为第二阶段的治疗用药提供了理法基础。第二阶段的主要证象，既显脾肾阳衰，复呈水湿蕴积，因思中寒胀满，得肉桂、附子之热，其气乃行，遂用肾气丸加味治之，考方中之熟地、丹皮、山药，可固肾脏之真阴，可治外来阳水有余之肿胀；山芋、附片可补肾脏之真阳，可治阴水内发不足之肿胀；肉桂化腑气；茯苓、泽泻行水道；加入人参、黄芪补元气，千金子逐宿水，翼求脾肾充沛，阴阳得以平和，庶几肿胀可消，通过此案临床检验，果然如此，主要表现在四个方面：①出入量方面：明显的是从 7 月 30 日起，入量 700 毫升，出量 2100 毫升。8 月 3 日的入量 2100 毫升，出量 3650 毫升。8 月 4 日起，入量 450 毫升，出量 1500 毫升。②腹围方面：7 月 25 日为 87 厘米，7 月 28 日为 81 厘米，7 月 31 日为 71.5 厘米，8 月 2 日为 68 厘米，8 月 3 日为 66 厘米，8 月 4 日为 55 厘米，8 月 5 日为 51 厘米。③体重方面：入院时测定为 28 公斤，经第二阶段治疗后，因水肿消失而体重减轻 7.5 公斤，出院时由于体力恢复，逐渐转胖，故体重上升为 25 公斤。④水肿体征方面：入院时明显浮肿，皮肤按之凹陷，伴有大量胸水腹水，不能平卧，经治疗后水肿全消，完全正常。可见张仲景曾云："阴阳相得，其气乃行，大气一转，其气乃散"，实具临床指导意义。第三阶段自 8 月 13 日至 9 月 20 日，这一期间，临床症状基本消失，重在巩固治疗，采用八珍汤调养气血，观察一月，未见反复。

此案值得注意的是：在治疗过程中，除内服药以外，特别值得提出的是在第一阶段中用了甘遂、麝香，水调敷肚脐。第二阶段加用了吴茱萸粉，水调敷两足心的外用疗法，这两个法则，均出自民间秘方验方，具体用在这个患儿身上，一收通络逐水之效，一收导水下行之功，可见秘方验方，对中医辨证施治方面，亦起到相辅相成的作用。

第二节　小儿遗尿

小儿遗尿又称尿床，指 3 岁以上的小儿睡中小便自遗，醒后方觉的一种病证。《诸病源候论·遗尿候》指出："遗尿者，此由膀胱有冷，不能约于水故也。…肾主水，肾气下通于阴，小便者，水液之余也，膀胱为津液之腑，即冷气衰微，不能约水，故遗尿也。"体内水液代谢的排出与肺脾肾三脏有密切的关系，三脏中，任何脏器发生病变都能影响小便的排泄。历代医家研究遗尿多系虚寒所致，而现代研究表示，遗尿除原发性遗尿外，尚有部分遗尿与先天性脊柱裂有关。

一、病因病机

遗尿多与膀胱和肾的功能失调有关，其中以肾气不足，膀胱虚寒为多见。其原因不外：①先天禀赋不足，即肾气不足。我们知道肾为先天，主司二便；膀胱主藏尿液，肾与膀胱相表里，肾气不足，导致下元虚冷，气化功能失调，膀胱闭藏尿液功能差，不能约束水道而出现遗尿。这类患儿多体虚寒或先天有脊柱裂。②肺脾气虚：脾肺共同参与体内水液代谢，脾肺气虚水道制约无权，即上虚不制下。③惊恐遗尿：恐则气下，恐伤肾，肾气不足，摄纳不固。④肝经湿热：出现湿热下注，膀胱失约亦为遗尿。

二、辨证施治

本病的重点在于辨别寒热虚实，其中虚寒者（肾气不足）多，实热者少。本病前来就诊的患儿往往都病程较长，体质较弱，小便清长，伴见肢冷自汗者为多，所以治疗总原则以温补下元，固涩膀胱为大法，偶有实热者可以泻肝清热或清心安神。

1. 肾与膀胱俱虚

每晚尿床 1~2 次，小便量多，面色苍白，四肢不温，智力及学习较同龄偏低，舌质淡，脉象沉细无力。治则以温肾壮阳，固涩为原则，药用桑螵蛸散加减。

桑螵蛸 15 克，破故纸 10 克，淮山药 12 克，益智仁 6 克，乌药 10 克，五味子 10 克，白果 10 克，黄芪 10 克，生牡蛎 15 克（先下），内金 10 克，桑葚 10 克，金樱子 10 克。

若有夜寐深不易唤醒者加炙麻黄、石菖蒲等，同时配合服用我自己研制的鸡肠散效果更好。

2. 肺脾气虚

平素尿频尿量多，夜间出现遗尿，汗多，易于感冒，神疲无力，食欲不振，大便溏，舌质淡，舌苔薄白，脉象细弱，方用补中益气汤加减。

太子参 10 克，黄芪 15 克，炒白术、芍各 10 克，当归 10 克，陈皮 5 克，柴胡 5 克，升麻 3 克，益智仁 10 克，乌药 10 克，山药 10 克，生姜 2 片，大枣五枚。

3. 惊恐遗尿

阴阳失调，出现梦中遗尿，治以调和阴阳，潜阳摄阴，方用桂枝加龙骨牡蛎汤。

桂枝 5 克，生龙骨 15 克，生牡蛎 15 克。

4. 肝经湿热

给予清热利湿，缓急止遗。方用龙胆泻肝汤加减

龙胆草 5 克，山栀 3 克，黄芩 10 克，柴胡 5 克，生地 10 克，川木通 3 克，泽泻 5 克，莲子 10 克。

病案 1 徐某，男，9 岁，河北人。初诊日期：2005 年 5 月 6 日。

患儿从小开始间断有尿床病史，每周大约尿床 3~4 次，有时一晚上尿 2 次，夜寐较深，不易唤醒，曾在多家医院检查，均未发现有其他器质性病变，未接受过正规治疗，随着年龄的增长，家长开始逐渐重视，患儿自身亦有羞怯心理，遂慕名来京诊治。症见：精神疲倦，面色青白，手凉怕冷。舌质淡舌苔薄白，脉象细而无力。

中医诊断：小儿遗尿。证属于：肾气虚弱，下元虚冷，固摄无力。治疗以温补肾气，固摄止遗。方用桑螵蛸散加减。

桑螵蛸15克，破故纸10克，淮山药12克，益智仁6克，乌药10克，五味子10克，杜仲10克，黄芪10克，生牡蛎15克（先下），内金10克，桑葚10克，金樱子10克，石菖蒲10克。

14剂，水煎服，每日1剂，早中晚饭后半小时服用。

二诊：药后，患儿精神振奋，面色红润，夜间睡眠不似从前沉重，在家长配合下，夜间能唤醒，自己去排尿，尿床次数有所减少，舌脉同前。上方加熟地10克，肉桂3克，去桑葚10克。

桑螵蛸15克，破故纸10克，淮山药12克，益智仁6克，乌药10克，五味子10克，杜仲10克，黄芪10克，生牡蛎15克（先下），内金10克，金樱子10克，石菖蒲10克，肉桂3克，熟地10克。

14剂，水煎服，每日1剂，早中晚饭后半小时服用。

三诊：药后，患儿病情基本得到控制，遗尿现象很少出现，为巩固治疗，改为口服鸡肠散一料，继续服用3个月。随访病情无复发。

按：小儿遗尿多与膀胱和肾的功能失调有关，小儿先天肾气不足，下元虚弱，摄纳无权，故患之，治疗以温补肾气，固摄止遗为主。桑螵蛸，破故纸，益智仁，乌药补肾止遗；杜仲，黄芪温补肾气，五味子固摄止遗；因"肺为水之上源"，用"石菖蒲"开提肺气，开窍醒神。后期以散剂巩固，缓以图功。在治疗小儿遗尿当中还应注意缓解心理压力，家长配合养成好排尿习惯。

病案2 刘某，男，5岁，初诊日期：2005年11月13日。

患儿自幼遗尿，迄今未解，两岁时因咳嗽久延而失音，至今仍暗哑不扬，近来有遗尿趋重现象，一夜竟达十余次之多，白昼尿频而数，夜卧汗出频频，纳谷尚香，口干欲饮，脉象濡而数，舌苔中心光剥。中医诊断：遗尿失音。证属于肺肾阴虚，投以百合固金汤加减。

百合10克，生熟地各10克，元参6克，麦冬10克，生甘草3克，大白芍10克，知贝母各10克，盐黄柏6克，桔梗3克，当归6克。

按：尿液生成与肺肾有密切的关系，因肾司二便，主管全身之水液，与膀胱相为表里，肾虚则膀胱不约，而为遗尿。肺主声，又主一身之气，肺虚则全身水液不能随气化而运行，使之排泄功能失常，亦可为遗尿。且声由气发，肾藏精，肾虚则精气不足，不能气化，上承于会厌，鼓动声道而出声，故暗哑不扬。所以治疗当以滋养之阴，以使金水相生，则遗尿可愈，失音自复。此案为遗尿失音两证并见，临床实为少见，投用滋养肺肾之剂，六剂而愈，效果极为理想。数年宿疾病，一旦治愈，诚出意料之外。当时治疗，几乎没有信心，因为遗尿之证，多用温肾壮阳之品，此儿临床表现脉数苔剥，又见失音，温药无法入手，滋阴又无成例，仔细思考之后，遗尿一夜达十余次，尿为水液，其性为阴，如此之多，阴分岂有不伤，故舌苔剥落脉数，再加失音以治不愈，定为肺燥阴伤无疑，故采用百合固金汤以滋肺肾之阴，复加知母、黄柏降火坚阴，以使金水相生，水源不竭，遗尿失音，或可告愈。

第三节 小儿癃闭

病案1 张某某，女，8天，初诊日期：2005年11月1日。

患儿出生后，开始出现小便不畅，排尿困难，须插入导尿管方能排出尿液，家长甚至不敢给患儿喂水，怕引起膀胱充盈，不能自主排尿而造成患儿痛苦，可正常排大便，家长慕名来门诊寻求中医治疗。症见：精神稍差，面色苍白，纳乳正常，哭闹，膀胱膨胀，腹胀，手足发凉，小便不带尿管不能自行排出，大便尚有，舌质淡，指纹青滞。中医诊断：癃闭。证属于：寒邪侵入膀胱，气化功能减弱。方用五苓散加味治疗。

猪苓、茯苓各10克，炒白术10克，泽泻10克，桂枝5克，姜皮1克，半夏3克，陈皮3克。

5剂，水煎服，50毫升少量频服。

二诊：上方五剂。服一剂后，试着拔出尿管，1小时后，患儿可自行排出少量淡黄色尿液，量不多。二剂后，患儿基本可不用导尿管能自行排尿，膀胱膨胀减轻，腹软，五剂药后，症状已完全改善，家长高兴前来告之，再拟原方巩固治疗。随访患儿再未出现过排尿困难现象，已宣告治愈。

按：患儿胎中受寒，寒邪侵袭膀胱，造成膀胱气化功能减弱，下焦气化不行，小便不出，则为蓄水。五苓散主治水湿内停，膀胱气化功能减弱。方中猪苓、茯苓、泽泻通调水道，渗湿利水；白术健运脾土，燥湿利水，四药共伍，具有祛湿利尿的作用；桂枝即可温通阳气，增强膀胱气化功能，使小便通利。

病案2 王某，男，2岁，初诊日期：1963年1月3日。

患儿咳嗽一直未瘥，几日来小便解时憋胀不舒，量少微痛，舌苔黄，脉象微数。中医诊断：癃闭，证属于肺气失宣，水不下行，故咳嗽憋尿，治疗当宣肺利水。桔梗3克，杏仁10克，桑白皮5克，黄芩5克，大贝母5克，炙枇杷叶5克，益元散10克(包)，赤茯苓6克，车前子10克(包)，灯心草1克。

按：此案是上焦不宣之癃闭，其发病机制主要为上焦不宣，则下焦不通，因为肺为水之上源，肺气失宣，则不能通调水道，下输膀胱，故小便涩少而憋胀不舒，治疗之法，应该疏源，开上而下自通，其原理正如竹管放置水中，用手指捏其上孔，则滴水不下，去指则管中之水尽下，故用宣肺利水之药尽剂即愈。

第四节　小儿脑性瘫痪

脑性瘫痪简称脑瘫，指出生前到出后1个月内由于各种原因所致的非进行性脑损伤，临床主要表现为中枢性运动障碍和姿势异常。我国占2％左右。

西医学认为其发病多与围产期的危险因素有关，如早产，低体重儿，脑缺氧，先天脑发育异常，核黄疸等，尽管近些年对新生儿保健有了极大发展，但脑瘫的发病率却未见下降。胚胎早期的发育异常，很可能是导致婴儿早产，低体重和围产期缺氧缺血的重要因素。

一、脑瘫的临床表现

1. 基本表现

以出生后非进行性运动发育异常为特征。

（1）运动发育落后和瘫痪肢体运动减少：患儿不能完成同龄小儿应有的运动发育进程，包括抬头、坐、站立、独走及手指的精细动作。

（2）肌张力异常：①痉挛型表现为肌张力增高。②肌张力低下型则表现瘫痪肢体松软。③手足徐动型表现为变异性肌张力不全。

（3）姿势异常：

（4）反射异常：可引出踝阵挛和阳性 Babinsk 征。

2. 按运动障碍的性质和瘫痪累及的部位分类

四肢瘫、双瘫、截瘫、偏瘫、上肢瘫或伴随智力低下，听力和语言发育障碍，部分患儿有视力障碍，小头畸形及流涎。

约1/3～2/3的患儿可有头颅 CT、MRI 异常，个别患儿脑电图会出现痫性放电波，伴随癫痫的可能性形成。

二、脑瘫的治疗体会

脑瘫为小儿常见的致残疾病之一，属于中医学"五迟"、"五软"的范畴。病因多由先天禀赋不足或后天失于调养所致。无论是五迟或五软，都是小儿先天发育不良的证候。五迟、五软的病机，可概括为五脏不足，气血虚弱，精髓不充，痰瘀阻滞心经脑络，心脑神明失主所致。脑瘫属于虚损肝肾所致，肾主骨，肝主筋，脾主肌肉；肝藏血，主筋，肝血不足，筋脉失于濡养则肢体萎软，筋脉拘挛；肾藏精，主骨生髓，通于脑，肾精不足，脑髓空虚则软弱无力，部分患儿因产伤、外伤因素，损伤脑髓，瘀阻脑络，或热病痰火上扰，痰浊阻络，心脑神无主，成脑瘫。治疗原则宜培补先后天，补益先天的肝肾和后天的脾胃，以补肾填精，健脑益智，养血柔肝，我研制了健脑散，其组成为：菖蒲，郁金，熟地，山药，山萸肉，茯苓，丹皮，泽泻，丹参，牛膝，当归，野兔脑等。

其炮制方法如下：取新鲜野兔脑，焙干成黄色研粉。其他药物经干燥粉碎，成细粉，与兔脑粉摇匀混装瓶中密封备用。方中取野兔脑，野兔有"狡兔"之说，为血肉有情之品，健脑益智为主药，配以六味地黄丸滋补肝肾；菖蒲、远志开窍醒神，化痰通络，丹参、赤芍活血化瘀，祛瘀通络，当归、黄芪培补气血，共奏健脑补肝肾之效。

病案1 王某，男，7岁，初诊日期：2005年5月8日。

患儿从出生后2岁，被诊断为：①脑发育不全；②癫痫。症状见：语言不清，流口水，注意力不集中，重复语言，时有抽搐，口吐白沫，反应比较慢，但对数字尚有概念，与人交流差，也曾多方求治，效果甚微，今日慕名来我门诊治疗，刻下症：发育较正常儿童迟缓，说话含混不清，重复语言，时有癫痫发作，对数字有一定的敏感性，计算尚可，沟通能力差，流口水，自闭，多动，舌质红舌苔白，脉象细数。证属于：痰浊阻络，肝肾不足。

初诊治疗以祛风化痰，通窍益智为主，方如下：

柴胡5克，枳壳3克，炒白芍10克，炙甘草3克，菖蒲10克，郁金5克，胆星5克，天竺黄5克，灵磁石15克（先下），珍珠母15克（先下）。

14剂，水煎服，早中晚饭后服用。并同时给予加配健脑散，每次3克，温开水送服。

二诊：服药后，患儿的病情相对稳定，癫痫发作的次数比原来间隔的时间长。原方继续服用，加入冰片3克（分冲）。患儿连续服用近半年多药后，癫痫发作的次数逐渐减少。

三诊：2006年4月18日，癫痫一直未发作半年多，语言表达有所提高，上学后数学计算能力较好，沟通能力有所改善，但仍比同龄孩子发育缓慢，本次治疗以滋补肝肾，健脑益智为主，处方如下：

熟地10克，山药10克，山萸肉10克，茯苓10克，丹皮10克，党参10克，黄芪10克，炒白术、芍各10克，益智仁10克，泽泻5克，当归10克，菖蒲10克，郁金10克。

30剂，水煎服，早中晚后服用。并同时给予加配健脑散，每次3克，温开水送服。

按：小儿脑瘫或脑发育不全，多系先天肝肾不足所致，所以治疗本病的根本在于补肾填精，健脑益智，本例患儿还伴有癫痫发作，所以在治疗的同时还要给予祛风化痰，通窍增智的治疗，故初期治疗运用菖蒲、郁金开窍醒脑；胆星、天竺黄祛风化痰，使痰浊清除，窍道通畅，后期当归、黄芪益气养血，熟地，山药，山萸肉，茯苓，丹皮滋补肝肾，配以健脑散，野兔脑，野兔有"狡兔"之说，为血肉有情之品，健脑益智为主药，诸药合用，共奏滋补肝肾，填精益髓，健脑益智之功。

病案 2 朱某某，男，4 岁，北京人，初诊日期：2005 年 6 月 9 日。

患儿主因智力发育缓慢，语言不清，口吃，流口水，行走呈剪刀步，被多家医院确诊为："脑瘫"。寻求中医治疗，遂来门诊求治。症见：智力发育缓慢，语言不清，流口水，行走呈剪刀步，舌质红舌苔白，脉象细。证属于肝肾不足，治疗以滋补肝肾，健脑益智为主。

党参 10 克，黄芪 10 克，炒白术、芍各 10 克，益智仁 10 克，川断 10 克，当归 10 克，胆星 5 克，天竺黄 5 克，牛膝 10 克，杜仲 10 克，焦三仙各 10 克。

14 剂，水煎服，早中晚饭后服用。并同时给予加配健脑散，每次 3 克，温开水送服。

二诊：服药后，患儿的病情相对稳定，流口水减轻，余症同前。方如下：

熟地 10 克，山萸肉 10 克，茯苓 10 克，丹皮 10 克，党参 10 克，黄芪 10 克，炒白术、白芍各 10 克，益智仁 10 克，泽泻 5 克，当归 10 克，川断 10 克，当归 10 克，胆星 5 克，天竺黄 5 克，牛膝 10 克，杜仲 10 克，秦艽 10 克，鸡血藤 10 克，蜈蚣 1 条，丹参 10 克。并同时给予加配健脑散，每次 3 克，温开水送服。

三诊：坚持服用两月后，语言较前流利，问有所答，走路比前稍有进步。继续原方：党参 10 克，黄芪 10 克，炒白术、芍各 10 克，益智仁 10 克，泽泻 5 克，当归 10 克，川断 10 克，当归 10 克，胆星 5 克，天竺黄 5 克，牛膝 10 克，杜仲 10 克，秦艽 10 克，鸡血藤 10 克，蜈蚣 1 条，丹参 10 克。

患儿目前情况：口水基本消失，语言表达力发生较大的进步，剪刀步较前明显好转，走路平稳，同时配合功能训练，患儿进步较大。

病案 3 李某某，女，6.5 岁，内蒙古人，初诊日期：2005 年 6 月 19 日。

患儿从生起，头颅明显较正常同龄儿童大，颅缝逐年增大，曾在多家医院就诊，均诊断为：脑积水。建议手术，因孩子年龄尚小，家长坚持保守治疗，多方服药，效果甚微，今慕名来京求治。症见：头痛，脾气时有急躁，发育较慢，纳食可，大便干燥。查体：头大，双眼震颤，矢状缝及冠状缝裂开，舌质红，舌苔薄黄，脉象滑数。

中医诊断：解颅。辨证：风水上犯，水积于上，络脉受阻。治疗以息风通络，活血利水消肿。方用升降散加减。

羚羊角粉 0.3 克（分冲），僵蚕 10 克，升麻 3 克，牛膝 10 克，车前子 10 克（包）熟地 10 克，山芋 10 克，黄芪 10 克，当归 10 克，川芎 5 克，白芷 10 克。

20 剂，水煎服，早中晚饭后服用。

二诊：药后，头痛明显改善，颅缝稍变窄，舌脉同前，继续给予活血利水消肿，原方去熟地、山芋、黄芪加入泽泻 10 克，猪茯苓各 10 克。

羚羊角粉 0.3 克（分冲），僵蚕 10 克，升麻 3 克，牛膝 10 克，车前子 10 克（包）10 克，当归 10 克，川芎 5 克，白芷 10 克。泽泻 10 克，猪茯苓各 10 克。

20剂，水煎服，早中晚饭后服用。

三诊：头颅缩小，颅缝变窄，落日目较前改善许多，小便量较多，去车前子、猪茯苓，继续服用此方。

羚羊角粉0.3克（分冲），僵蚕10克，升麻3克，牛膝10克，当归10克，川芎5克，白芷10克，熟地10克，山芋10克，黄芪10克。

按：西医学认为，脑积水是由脑脊液循环障碍受阻，颅内脑脊液量增多而产生颅内压增高，临床以颅缝异常扩大，头颅增大，落日眼，烦躁，发育迟缓等为特征。归属于中医学"解颅"范畴，所谓"解"者即解开之意义，颅者是指小儿头骨，解颅即据小儿头骨状解开不合而命名。正如《幼幼集成》所云："解颅者，谓头缝开解而颅不合也。是由禀气不足，先天肾气大亏，肾亏则脑髓不足，故颅为之开解"。其病因，古代医家多认为与先天肾气不足有关，故治疗多以补肾扶正为主。现在我们认为解颅一证，虽为先天颅损，但是，先天不足，往往真阳不能温润脾土，脾湿生痰；肾主水，肾虚水泛，脾肾不能制水。久积成痰；肾为气之根，肾虚气无根，以致于清气不升，浊气不降而上泛。所以临床上根据证情，可以从气与痰入手，用僵蚕、蝉衣、姜黄、杏仁、瓜蒌仁等化痰，祛风逐瘀之品，在我治疗此病的数十年时间里，抓住水液积于头部的要害，水性重浊，只能下流，不能上流，而头为人体至高之巅，水邪不能独犯于上，至高之巅，惟风可到，所以水邪必由风挟持方可到达，风息水自下，创立了"息风利水"的治法。运用升降散加减，取得了良好的效果。本例患儿先天肾之精血亏虚，水不涵木，木亢生风导致水不下行，故用息风利水法，使水下行，缓解病势。

第五节　小儿淋证

小儿淋证是指小便频数短赤，滴沥刺痛欲出不尽，小腹拘急，痛及脐中，尿道不利者为淋证。相当于西医学中的小儿泌尿系感染。临床常根据有无临床症状，分为症状性泌尿系感染和无症状性菌尿。其中无症状性菌尿是儿童泌尿系感染的一个重要组成部分，可见于各年龄、性别的儿童，甚至3个月以下的婴儿，但以学龄女孩儿常见。

西医学认为任何致病菌均可以引起泌尿系感染，但绝大多数为革兰阴性杆菌，大肠杆菌是泌尿道感染中最常见的致病菌，约占60%～80%。

一、中医对小儿淋证的认识

小儿淋证，都属于肾与膀胱，因为肾脏与膀胱主水，相为表里，如风寒内侵，或湿热下注，均能影响到肾与膀胱的功能，膀胱有热则津液内溢，水道不通，停积于胞；肾气热，则气化不利，所以水道涩而不行，成为淋证。

古人对淋证的分类，有五种，寒、热、石、气、血淋，各淋的起病不同。寒淋，多由下焦受冷而起；热淋多属于膀胱蓄热；石淋多由湿热太盛，郁久而结为砂石，血淋多由热盛迫血而成。

淋证的发生《金匮要略》认为是热在下焦所致。

二、辨证施治

后世医家认为本病是由热积膀胱。故此对于淋证的治疗以清热利湿通淋为主，若虚证或虚中夹热或虚实夹杂者，应随其变化而施治。古代有："淋家不可发汗"之戒。《证治汇补》认为"气得补而愈胀，血得补而愈盛"。但当淋证兼有外感表证者，辛温发汗解表，自宜慎用，以免阴血受伤，至于补法在本病初期，正气不虚者不宜轻易使用，以免误补益疾。

寒淋临床非常少见，故分寒淋、热淋并非单纯是为寒热属性而设，更重要的是告诫治淋不可过用寒凉通淋，以免湿留寒凝中阳受阻，图快一时，遗患无穷，寓意实为深远。

小儿淋证与尿频是有区别的，尿时频数短赤，滴沥刺痛欲出不尽，小腹拘急痛及脐中，尿道不利者为淋证；小便频数，尿时无疼痛者为"尿频"，临床须仔细分清，以便正确用药。现举例如下：

病案1 谭某某，女，5岁，初诊日期：2006年9月25日。

患儿近三日以来，出现小便频数不畅，少腹胀痛，便时有灼热感，曾在当地医院就诊，确诊为膀胱炎，口服西药，症状未减轻，尿频加重，遂慕名前来就医。

刻下症：精神烦躁，面黄神疲，尿频、尿痛，尿少，恶心，纳食差，舌苔薄白，脉象弦数。

中医诊断：小儿淋证。证属于：湿热内蕴下焦，热结膀胱。胃痛纳呆，又由饮食不节，停滞不运所致，治疗适宜清导下焦湿热，佐以和胃舒中，宗导赤散合八正散化裁。

川木通3克，生地10克，淡竹叶10克，萹蓄6克，瞿麦6克，焦三仙各10克，猪茯苓各10克，车前子10克（包），青、陈皮各3克，灯心草1克。

5剂，水煎服，每日1剂，早中晚饭后服用。

二诊：药后尿频减少，尿量增多，少腹憋胀减轻，恶心消失，精神略振，食纳稍差。舌脉同前，此湿热蕴结下焦，尚未尽解，再拟原方巩固疗效。

川木通3克，生地10克，淡竹叶10克，萹蓄6克，瞿麦6克，焦三仙各10克，猪茯苓各10克，车前子10克（包），青、陈皮各3克，灯心草1克，黄柏6克，香稻芽10克。

病案2 李某，男，12 岁，初诊日期：1964 年 6 月 9 日。

证经七月，尿时疼痛，淋沥不爽，每隔十余天即发一次，曾经在儿童医院检查，诊为肾结石，叠服清热通淋之品一百多剂，未收显效，刻下每遇劳累，则尿淋不畅，痛连腰脊，不能直立，舌苔白脉象弱，尿常规：尿蛋白（＋），红细胞满视野。

淋证久羁，脾肾俱虚，清阳之气不能施化，因而遇劳即发，治疗当补脾益肾，证势缠绵，难期速效。

党参 10 克，黄芪 10 克，茯苓 10 克，淮山药 10 克，熟地 10 克，山萸肉 6 克，当归 6 克，川牛膝 10 克，菟丝子 10 克，杜仲炭 10 克，海金沙 10 克，生熟薏苡仁各 10 克。

另：金匮肾气丸 10 粒，早晚各 1 粒。

二诊：上药共进 25 剂，诸状均瘥，纳食亦甘，近来参加学校劳动，未再发作，尿检：蛋白（－），红细胞 0～1，证情基本告愈，拟以丸方治之，以巩其效，尚须注意不可过劳，以免复发。

另：金匮肾气丸 10 粒，早晚各 1 粒。

按：此系淋病日久，过服寒凉，以致于脾肾俱虚，遇劳辄发之证，投用脾肾两补而愈。但是，临床治疗这类证侯，既有脾虚、肾虚孰轻孰重的不同，常用方剂也有补中益气汤，菟丝子丸，金匮肾气丸、鹿茸丸的差异，不可不加详辨，以免药不对证之机，如面色苍白，少气懒言，小腹坠胀，迫注肛门，里急后重，脉象虚，此乃气虚下陷，清阳不升，治宜益气升清，用补中益气汤。如面色潮红，五心烦热，腰膝酸疼，舌质红，脉细数，为肾阴不足，治疗用菟丝子丸，可加入养阴之品，如生地、龟板、首乌、女贞子之类。如面色苍白，手足不温，精神疲乏，腰膝乏力，舌苔白润，脉象微弱者，为肾阳虚衰，治疗适宜益肾温阳，可用金贵肾气丸，甚者适宜温补精血，可用鹿茸丸。

病案3 唐某，女，11 岁，初诊日期：1964 年 10 月 19 日。

患儿尿频已两年，时好时剧，近来面色不华，精神欠佳，食后恶心，尿频以入夜为甚，舌质淡舌苔白，脉象沉弱。

经云："中气不足，溲便为之变"，证久中虚，脾肾均虚弱，治疗当健脾益肾，证属于缠绵。

党参 10 克，黄芪 10 克，茯苓 10 克，淮山药 10 克，炒白术 10 克，广皮 5 克，炒半夏 5 克，官桂 5 克，升麻 1.5 克，滋肾通关丸 6 克（包）。

二诊：上方叠进十有五剂，精神转佳，食纳亦阵，恶心未作，小便正常，诸证悉蠲，舌苔薄白脉象弱，中焦虚弱尚未恢复，再拟丸药，以善其后。

补中益气丸 18 克×10 袋，早晚各 6 克，开水送服。

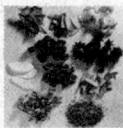

第九讲

小儿出疹性疾病

第一节　小儿过敏性紫癜

过敏性紫癜在儿科临床病中较为常见，属于西医学中的变态反应性疾病，以小血管炎为主要病变，临床表现为血小板不减少性紫癜，常伴见关节痛和腹痛症状，皮疹特点为一种高出皮肤，压之不退色的出血性皮疹，中医将此归为"紫癜""葡萄疫"范畴，好发年龄 2~5 岁。

一、病因病机

小儿为稚阴稚阳之体，卫外不固，易感时令之邪气，六气化火，蕴于皮毛肌肉之间。风热之邪与气血相博热伤血络，迫血妄行，溢于脉外，渗于皮下，可发紫癜，湿热内蕴，迫血妄行，夹湿留注于关节，出现关节疼痛，屈伸不利，湿热病因在临床的患儿中最多见。

从大量的临床患儿就诊的时间来看，小儿过敏性紫癜的发病有一个过程，是循序渐进发展的，当然有些患儿一发病就很重。大多数患儿起病前都有过呼吸道感染病史，如发热、咽红肿，然后才出现皮疹，这一阶段主要病因为风热邪毒溢于肌表，迫血妄行，溢于皮肤毛窍，发为皮疹。病情较为轻浅，病情如进一步发展，有的会出现皮肤紫癜色红，压之不褪色，腹痛或关节痛，镜下血尿等，脘闷纳呆，舌质淡苔黄腻，脉象滑数的湿热内蕴，迫血妄行证型，这种情况我们在临床是比较常见和多发的，症状比较缠绵易复发，考虑可能与湿热致病的特点有关，湿邪为病，其特点：①重浊。②黏腻，即舌苔腻，发病缓慢，病程长，停滞不去，难期速效。③湿性下流，故皮疹和关节痛多见于下肢。部分病例可见皮肤紫癜色红，略高出皮肤，压之不褪色或血尿，舌质红舌苔少，脉象细数，考虑为血热妄行，热入营血，这两种证型在紫癜发病期较为常见，且迁延时间较长，病势相对较重。紫癜在后期恢复时，会出现气不摄血的脾虚证，这是因为小儿先天禀赋不足，疾病迁延日久，耗气伤阴，导致气虚阴伤，病情由实转虚，气虚不能摄血，血液不循常道而溢出脉外。

二、辨证治疗

小儿过敏性紫癜的治疗，不同的医生有着不同的思路，常规思维以清热凉血，养阴清热为主，我在治疗过程中更多地倾向于清理湿热，凉血活血为主，因为我在上面已经提到紫癜的病因以湿热内蕴，迫血妄行者较多，如果仅仅以清热凉血来治疗，而湿热之邪不除，即便病情被暂时控制，不久就会复发，造成好好坏坏，缠绵不愈，皮疹反复出现，屡发屡褪，困扰临床，因为湿邪在捣乱，它致病的特点就是黏滞缠绵。湿热不除，留滞体内，长期盘踞，郁结难解，湿热蒸郁，迫血妄行反复出现肌衄，即紫癜，故用三黄四物汤加减以达清理湿热，凉血活血之目的。方如下：黄连1.5克，黄芩10克，黄柏10克，当归10克，赤芍10克，白芍10克，川芎5克，生地10克。

其中黄连、黄芩、黄柏可以清热利湿，配四物汤来清血分之热，有凉血散瘀之功。如果在病之出，伴见以咽红肿，鼻塞流涕等上呼吸道感染的话，一定要给予疏风清热，宣肺通窍畅气机，因为上感是紫癜加重和复发的因素，必须要截断疾病下传的途径，用辛夷、苍耳子、玄参、板蓝根等药物。本证是一个出血性疾病，每一个病程的不同阶段都易产生瘀血，瘀血不去，新血不生，出血不止，故活血化瘀当贯穿于小儿过敏性紫癜治疗的整个过程中，临证可选用丹参、益母草、三七等活血化瘀药，对于顽固性紫癜，当以破血祛瘀为主，每可收到较好的效果。

小儿过敏性紫癜在临床恢复期有时需要3~6个月，此期较易复发，故在饮食、起居、环境各方面须加以注意，后期小儿久病体虚，加之先天脾常不足，脾的统血功能下降，在后期的治疗过程中，当健脾益气，提高自身免疫力。

病案1 患儿，女，16岁，内蒙人，初诊日期：2005年5月28。

患儿1个月前去大连探亲，多食海鲜，并遇感冒，出现发热、咽喉疼痛，一周后双下肢开始出现皮疹，皮疹大小不一，最大如粟米样，最小如针尖，色鲜红，高出皮肤，抚之碍手，伴随腹痛，下肢踝关节肿痛，曾于当地医院治疗，诊断为过敏性紫癜，口服西药及中药，症状缓解。但半月后又复发，皮疹较上次加重，为得到更好的治疗，慕名来北京就医。现症：精神差，微烦躁，腹痛，不思饮食，可见咽部红肿，双下肢波及大腿、腹部，双上肢皮疹，以下肢密集，大小不一，部分融合成片，成斑片状，色紫，踝关节肿胀，小便黄赤，大便干燥，舌质红苔黄腻。查血常规：正常。尿常规：正常。诊断：过敏性紫癜，证属于风热伤络。

初期治疗当给予疏风清热为主，以银翘散加减，方如下：

银花10克，连翘10克，荆芥10克，薄荷3克(后下)，牛蒡子10克，蝉衣3克，淡竹叶10克，芦根10克，白茅根30克，干藕节30克，钩藤10克。

5剂，水煎服，早中晚饭后服用。

二诊：药后，流涕、鼻塞消失，咽喉红肿较前次明显改善，踝关节肿胀基本消失，但皮疹时有反复，消退后，复有新起，偶伴随有腹痛，小便黄赤，大便干燥。舌质红，舌苔黄腻，脉象滑数，本证为发展湿热蕴阻气机，迫血妄行的阶段，此时治疗当以清热利湿为主兼以宣肺通窍，防止病情复发。方如下：

黄连1.5克，黄芩10克，黄柏10克，当归10克，川楝子10克，赤芍10克，白芍10克，川芎5克，生地10克，姜黄10克，辛夷10克（包），苍耳子10克，玄参10克、板蓝根10克，白茅根30克，干藕节30克，车前子10克（包），紫草根10克，元胡10克，钩藤10克。

14剂，水煎服，早中晚饭后服用。

三诊：皮疹已完全消退，未再见新起皮疹，咽喉无红肿，腹痛消失。舌质淡，舌苔转白，脉象滑。为巩固治疗原方中去紫草根10克，钩藤10克，川楝子10克，元胡10克，姜黄10克，加入生山楂15克，丹参15克，活血祛瘀。

黄连1.5克，黄芩10克，黄柏10克，当归10克，赤芍10克，白芍10克，川芎5克，生地10克，辛夷10克（包），苍耳子10克，玄参10克，板蓝根10克，白茅根30克，干藕节30克，车前子10克（包），丹参15克，生山楂15克。

30剂，水煎服，早中晚饭后服用。

按：本例患儿为过敏性紫癜，病之初期，见流涕、鼻塞，咽喉红肿，发热，皮疹颜色鲜红，为风热伤络，内有伏热，外感风邪，以银翘散加减，疏风清热，表散外邪；随着病情的发展，湿热蕴阻现象开始明显，皮疹时有反复，故治疗中期以清热利湿为主兼以宣肺通窍，防止病情复发，选用三黄四物汤加减，三黄以清湿热，四物汤活血化瘀，与三黄相配清血分之湿热，川楝子，姜黄，元胡理气止痛，改善腹痛。用辛夷、苍耳子，玄参、板蓝根等药物，宣肺通窍畅气机，因为上感是紫癜加重和复发的因素，必须要截断疾病下传的途径。病之后期，为巩固治疗，防止反复，活血化瘀是关键。因本证是一个出血性疾病，每一个病程的不同阶段都易产生瘀血，瘀血不去，新血不生，出血不止，所以选用丹参、生山楂，加强化瘀之势，疗效可观。

病案2 赵某某，男，四岁，西安人，初诊日期：2006年3月21日。

患儿4个月前因感冒，开始出现双下肢紫斑，成大片状，压之不退色，曾在当地医院住院治疗，当时查血常规：血小板为4.5×10^9/L，白细胞：7×10^9/L，红细胞5.5×10^9/L，当地医院诊断为血小板减少性紫癜，给予对症治疗症状完全改善后出院，但出院后不长时间，紫斑复又出现，血小板又降为6×10^9/L，4个月来多方求治，效果甚微，今慕名来京就诊。刻下症：精神疲倦，形虚胖面白，头晕不思饮食，双下肢紫斑，融合成云片状，双膝以下较多见，腹胀，大便稀，每日3次，舌质淡舌苔白，脉象无力。诊断：血小板减少性紫癜，证属于气血两亏，气不摄血，治疗以益气统血，兼以活血祛瘀，方用：

太子参10克，麦冬10克，五味子10克，当归10克，鸡血藤10克，酸枣仁10克，阿胶珠6克，白茅根15克，黄精10克，丹参10克，茯苓10克，炒白术10克。

20剂，水煎服，早中晚饭后半小时服用。

二诊：上方共进20剂，紫斑未再出现，精神转好，目睛有神，纳食较前增多，复查血常规，血小板升至 $9.2 \times 10^9/L$，舌质淡苔白，脉象稍有力，益气统血为主，黄土汤加减。

灶心土 15 克（代水），炒白术 10 克，炒白芍 10 克，黄芪 15 克，当归 10 克，阿胶珠 10 克，炮川附 10 克，生地 10 克，生姜 3 片，红枣 5 枚。

30 剂，水煎服，早中晚饭后半小时服用。

三诊：上方共进 30 剂，紫斑未再出现，精神转好，目睛有神，纳食好，复查血常规，血小板升至 $125 \times 10^9/L$，舌质淡红白舌苔白，脉象稍有力。给予黄土汤间断服用 10 剂，同时加服丸药归脾丸半年，随访症状未再复发。

第二节　川崎病

川崎病，是 1927 年由日本川崎富作首先报告的，又称皮肤黏膜淋巴结综合征。约15% ～20% 患儿发生冠状动脉损害，以亚裔人发病率高，可呈散发或小流行，四季均可发病，5 岁以内发病，男：女为 1.5：1。

一、病因病机

目前在西医学研究中尚不清楚，流行病学资料提示与立克次体，葡萄球菌、链球菌、支原体感染有关，但均不确切，发病的机制亦不十分清楚。其病理改变为一种以非特异性全身性血管炎为主要病理改变的急性发热性出疹性疾病，好发于冠状动脉。其过程病变可分为四期：

Ⅰ期：约 1 ～10 天，小动脉炎症，主要是冠脉分支血管壁上的小营养和静脉受侵犯，包括心包、心肌及心内膜炎症。

Ⅱ期：约 12 ～30 天，血管炎，血管内水肿，管壁平滑肌层及外膜炎细胞浸润可形成血栓和动脉瘤。

Ⅲ期：约 28 ～31 天消退，纤维细胞增生，内膜增厚，冠脉部分或完全阻塞。

Ⅳ期：愈合，亦有心肌瘢痕形成，形成的受阻动脉可再通。

二、发病的表现及特点

其主要特点是以发病急，持续发热，皮肤多形斑疹，眼、口腔、眼结膜充血、口唇潮红，皲裂，手足硬肿，颈淋巴结肿大为主要表现。一些情况较重的患儿，在急性期即可出现心肌受类情况。

急性期过后，体温趋于正常，皮疹隐退，肿大的淋巴结可缩小，此时冠状动脉病变比较明显，易于被检查出来。

此病若不累及心脏，1 ～2 月后症状可消失。

此病若累及心脏，病程可迁延，可遗留逐渐缩小的动脉瘤或动脉狭窄。

三、中医对川崎病的认识

根据其起病急骤，发热及其临床表现，将其归属于中医学"温病"范畴，根据其疹形特点，将其归属于"疫疹"，本病为温热邪毒，尤其以侵犯营阴为主，感受温毒疫疠之邪，蕴于肌腠，滋生发热，迅速入里化热。病变范围在肺胃。阳热亢盛，炽于气分，熏蒸营分，与气血搏结，蒸腾肺胃，出现上述一系列症状，高热、烦躁、热入血分，则疹痧融合成瘀斑。热毒灼津为痰，凝阻经络出现颈部淋巴结肿大，热入营血，血液凝滞，运行不畅，造成瘀血，形成疹色紫，手足硬肿，舌质红，胁下痞块。热毒内陷邪炽，可陷心肝，出现昏迷。病之后期，热去而气虚，阴液耗伤，出现指趾脱皮等。本证的辨证要点，以卫气营血（即温病）为纲，遵循传变规律。总的原则是以清热解毒为首选法则，根据病之深浅及新久给予不同的灵活加减。如初期给予辛凉透达；热毒重时，清气凉血解毒，苦寒清透，后期则以益气养阴为主。本病最易于形成瘀血，所以治疗时当以活血化瘀贯穿始终，同时保心阴也是关键。

1. 病邪在表，卫气同病

本证起病比较急，热势高，迅速入气分，此时热不易退，咽喉红肿，可有皮疹，颈部淋巴结肿大，治疗应突出一个"透"字，方选用银翘散或葛根解肌汤。

方如下：银花 10 克，连翘 10 克，荆芥 10 克，薄荷 3 克，赤芍 10 克，赤苓 10 克，芦根 15 克，牛子 10 克，淡竹叶 10 克。

银花、连翘清上焦热邪，荆芥、薄荷解表透疹利咽喉，赤芍、赤苓清热利湿，导热下行。热甚可用生石膏 25 克，本方能使邪气从汗走，避免邪毒内陷，冰伏于内，疹出不畅，邪不外达。

2、极期阶段，气营两燔

（1）毒热内盛：热灼津液，阻遏肺胃之气，形成颈部淋巴结肿大，治疗给予清热解毒化痰散结，玄参牡蛎汤加减：玄参 10 克，生牡蛎 15 克，薄荷 3 克，瓜蒌 10 克，浙贝母 5 克，化痰散结，赤芍 10 克，地丁 10 克，黄芩 10 克，石膏 15 克，代蛤散 10 克，夏枯草 10 克。

（2）气营两燔：口唇皲裂，热不退，舌生芒刺，以清营解毒，透营转气，逼邪外出，清营汤 + 清温败毒饮。

黄连 1.5 克，连翘 10 克，竹叶 10 克，生石膏 15 克（先下），清热毒，清气分热邪；生地 10 克，玄参 10 克，清热养阴；丹皮 10 克，赤芍 10 克 清泄营分之毒，凉血散瘀。

3. 恢复期

此期热势已退，患儿开始出现一些气虚或阴虚症状，治疗应给予益气护阴，可选用沙参麦冬汤或六君子汤。

个别患儿会在恢复期出现冠状动脉损害的情况，当出现心律不齐、心悸等情况时，可给予益气养阴，保护心阴，营养心肌的治疗如用黄芪 15 克，麦冬 10 克，五味子 10 克，郁金 10 克，丹参 10 克，苦参 10 克，生牡蛎 15 克，当归 10 克，赤芍 10 克。益气活血养心护阴。

预后：川崎病是一种自限性疾病，大多数预后好。没有造成冠状动脉损害即心肌炎、心包炎、心律失常者，出院 1、3、6 个月应进行一次体检。形成冠状动脉损害的患儿，未经很好治疗的应每 6～12 个月体检 1 次。一般冠脉瘤 2 年内可自行消失。

四、病案举例

1. 温毒发疹，气营两燔

病案 1 席某，男，6 个月。因发热 4 天、皮疹 1 天，急诊入院。患儿四天前开始发热，曾服用红霉素等抗生素治疗，效果不显著，入院当天发现左颌下肿胀，皮肤出现皮疹，体温高达 42℃。查体：急性病容，烦躁不安，前囟稍突，张力较高。全身皮肤散在充血性皮疹，形态大小不一，以背部较多，部分融合成片，双足背及外侧跗面有红斑，手掌面皮肤潮红，手背部有不规则红斑及轻度硬肿，肛门周围及阴茎阴囊皮肤潮红，眼结膜充血，口唇鲜红皲裂，杨梅舌，口腔黏膜及咽部充血，扁桃体Ⅱ°度肿大，无渗出，左颌下淋巴结约 2.5×2 厘米，压痛，心律齐，心音有力，双肺（－），肝右肋下 1.5 厘米，舌苔黄腻，指纹浮紫达气关。血象：血红蛋白 59 克／升，白细胞 $18×10^9$／升，中性 80%，淋巴 19%，单核 1%，血小板 $458×10^9$／升，血沉 56 毫米／小时，抗链"O" 1:200，乳酸脱氢酶 200 单位／升。心电图示：窦性心动过速。超声心电图：左心室大于右心室。西医诊断：川崎病。中医辨证为温毒发疹，气营两燔。以清热生津，解毒透诊为法，方宗白虎地黄汤加味：

生石膏 25 克（先下），知母 5 克，生地 10 克，生甘草 3 克，天竺黄 5 克，元参 10 克，蝉衣 3 克，赤芍 10 克，黄连 1 克，山栀 2 克。

三剂，水煎服。

药后体温将至 37.2℃，第二、三诊均以上方加减，共服用 9 剂后体温正常，皮疹及掌跖肿胀消退，指趾开始脱皮，眼结膜充血消退，各项检查均恢复正常，继续以养阴清热法善其后。

按：本例因感受温毒时邪，蒸腾肺胃，气营两燔甚为显著，急当清热生津，解毒透疹，以希由营转气，邪从外达。故用生石膏、知母大清气分之热，元参、生地、赤芍清解营分之毒，黄连、山栀清心泻火，蝉衣宣肺透邪，天竺黄清热豁痰，生甘草解毒和中，迅即收到"清解未犯寒凉，养阴而不滋腻，透疹未伤津液"之效。

2. 疹毒内郁，湿热氤氲

病案 2 柳某，男，8 岁，因发热 10 天，于 1988 年 12 月 5 日入院。

患儿 10 天前出现高热，面红，头晕、恶心，纳呆，翌日全身出现淡红色皮疹，高出皮肤，旋即皮疹消退，而高热未解，近一周来体温在 37.5～38.8℃ 之间，胸胁胀痛，口苦反酸。查体：37.8℃，呼吸 24 次／分，心率 118 次／分，眼结膜轻度充血，口唇潮红皲裂，舌尖边红、苔白腻，咽红肿，扁桃体Ⅱ°肿大、无渗出，颈部两侧各可及一肿大之淋巴结，右颌下淋巴结约 1.5 厘米×1.5 厘米，左颌淋巴结约 1 厘米×1 厘米，双侧腹股沟有数个黄豆大小之淋巴结，触痛，活动度好。双手指呈膜状脱皮。心肺（−），肝右肋下 1 厘米，边缘钝，有压痛及叩击痛，脉象弦滑。血红蛋白 126 克/升，白细胞 19.8×10⁹/升，中性 82%，淋巴 18%，血小板 180×10⁹/升，超声及心电图正常。西医诊断：川崎病。中医辨证：疹毒内郁，湿热氤氲。以清热化痰，宣中利湿为法，方用蒿芩清胆汤加减；

　　青蒿 10 克，黄芩 10 克，柴胡 10 克，枳壳 5 克，陈皮 5 克，六一散 10 克（包），赤茯苓 10 克，郁金 10 克，半夏 5 克，生石膏 25 克（先下）。

　　三剂后，体温恢复正常，自觉症状消失，口唇微红，眼结膜（−），咽微红，颈淋巴结明显缩小，肝肋下未及，无叩击痛，继续服用三剂后，病情基本控制。

　　按：本例初起，邪在上焦，出现高热恶心，身发皮疹。因疹未透发致湿热内蕴，肝胆失于疏泄，气机不畅，郁而生痰，用青蒿、石膏、柴胡、黄芩泻胆热，引外邪出，枳壳、郁金、陈皮、半夏消痞化痰，和胃宣中，六一散、赤茯苓利小便、清湿热，取得满意效果。

3. 疹出不畅，阳热内郁

　　病案 3　龚某，男，4 个月，因发热四天，于 1988 年 5 月 30 日入院。

　　患儿 4 天前发热，体温 39℃ 以上，服用退热药后汗出热稍解，可降至 38℃，但很快又出现四肢冰凉，继而高热，烦躁不安，咳嗽有痰，口渴喜饮，大便不调，入院当日颈部出现皮疹，查体：体温 40.1℃，呼吸 46 次/分，心率 200 次/分，神志清烦躁哭闹，面赤，颈部散在粟米样红色丘疹，口唇红干皲裂，舌质红呈杨梅状，口腔黏膜充血，咽充血，扁桃体肿大，右颈部可触及一个 2 厘米×2 厘米大小的淋巴结，质硬拒按，活动度差，眼结膜充血，指纹淡紫在风关，心肺（−）。血常规：白细胞 16.8×10⁹/升，中性 84%，淋巴 16%，血小板 400×10⁹/升，血沉 14 毫米/小时，肌酸磷酸酶、乳酸脱氢酶、谷草转氨酶均明显增高，微电脑心电图：左心室高电压，心肌炎。心电图：窦性心动过速。超声心电图：左心室大于右心室，西医诊断：川崎病。中医辨证：疹出不畅，阳热内郁。以泻热解郁，达邪透疹为法，方宗四逆散加减：

　　柴胡 6 克，枳壳 6 克，赤芍 10 克，炙甘草 3 克，生石膏 30 克（先下），野菊花 15 克，升麻 6 克，黄芩 10 克，蝉衣 3 克，灯心草 1 克。

　　三剂，药后体温降至 38℃，颈淋巴结明显缩小，但全身皮疹遍布，背部、阴囊部皮疹融合成片，压之褪色，大便每日 5～6 次，稀水便。

　　柴胡 6 克，黄连 1 克，赤芍 10 克，炙甘草 3 克，生石膏 30 克（先下），木香 2 克，升麻 6 克，葛根 5 克，蝉衣 3 克，灯心草 1 克。

　　三剂，身热解，全身皮疹消退，指趾膜样脱屑，肿胀消退，食欲可，舌苔脉象正常，半月后复查各项指标均正常。

　　按：本例初起，寒凉解热强行遏邪，以致阳气内郁，高热肢厥，疹出不畅，心烦渴饮，大便不调，与阴寒内盛的阴厥截然不同，故用柴胡解郁升清、调节寒热，枳壳利气消滞，泻热降浊，芍药和血敛阴，甘草和中益气，生石膏、黄芩清宣肺胃，蝉衣、升麻透疹，野菊花解毒，以希解郁泻热，达阳于表。再诊时身热趋降，皮疹遍布，毒从下泄，故大便泻利，加用葛根升提，香、连宽中厚肠，以使清升浊降，阴阳调畅而愈。

4. 时邪隐疹，协热下利

陈某，男，3岁，因发热伴腹泻13天，于1988年7月15日来我院就诊。

患儿13天前开始发热，体温38.5~40℃，伴随腹泻，每天4~5次，9天前发现右颈部肿胀，皮肤出现风团样皮疹，体温达40.5℃，外院治疗无效而来我院，查体：体温39℃，呼吸32次/分，心率132次/分，急性病容，烦躁哭闹，眼结膜充血，口唇红干，舌质红、苔黄腻，脉象滑数，咽充血，扁桃体Ⅱ°肿大、无渗出液，全身散在皮疹，右胸一片密集粟米粒样皮疹，压之褪色，肛门周围潮红，双手掌稍肿胀，指趾呈膜样脱屑。右颈部有一蚕豆大小的淋巴结，活动度好，血常规：白细胞16.4×10⁹/升，中性80%，淋巴20%，血小板360×10⁹/升，超声心电图：冠状动脉扩张，大便常规：稀便，白细胞2~3个，心肺（-）。西医诊断：川崎病。中医辨证：时邪隐疹，协热下利，治疗清热透邪，佐以升提，方用葛根芩连汤加减：葛根10克，黄连1.5克，黄芩10克，生石膏25克（先下），寒水石10克，薄荷3克，升麻5克，蝉衣3克，鲜芦根30克，神曲10克。

3剂，水煎服。药后大便减少至每日2~3次，低热趋降，皮疹时隐时现，其他症状明显好转，再拟原方加减：

葛根10克，黄连1.5克，黄芩10克，赤芍10克，细木通1克，生山楂10克，升麻5克，蝉衣3克，鲜芦根30克，神曲10克，灯心草1克。

3剂，水煎服。服药后，体征消失，实验室检查正常。

按：本例初起见高热发疹伴腹泻，及时辛凉宣透，本可迅速获愈，由于用退热药强行退热，热势虽有所下降，但邪毒已陷阳明之里，致使泄泻加重，疹反隐约不透，迁延不愈。故用葛根、升麻解肌升提，鼓舞卫气，配以黄芩、黄连、石膏、寒水石清泻阳明里热，薄荷、蝉衣、芦根宣邪达疹，神曲导滞和中，终于收到解肌清肠、表里双解之功。

5. 疹毒郁结，痰凝阻络

程某，男，6岁，因发热，颈部肿胀10天，于1989年11月12日来院就诊。10天前开始发热，伴右颈部肿胀、疼痛，第二天出现皮疹，抗生素治疗无效。查体：查体：37.5℃，呼吸24次/分，心率108次/分，眼结膜轻度充血，口唇红，舌质红、苔薄黄，咽红肿，扁桃体Ⅰ°肿大、无渗出，右颈部淋巴结2.5厘米×2厘米，质硬有压痛，活动度差。双手指呈膜状脱皮。心肺（-），腹（-），脉象弦滑。血象：白细胞16.7×10⁹/升，中性80%，淋巴16%，单核3%，血小板210×10⁹/升，心电图正常。西医诊断：川崎病。中医辨证：疹毒郁结，痰凝阻络，以清热豁痰，软坚散结为法，方用元参牡蛎汤加减：

元参 10 克，生牡蛎 15 克（先下），生石膏 15 克（先下），海藻 10 克，昆布 10 克，薄荷 3 克（后下），天花粉 10 克，穿山甲 10 克（先下），山慈菇 3 克（先下），黄连 1 克，灯心草 1 克。

3 剂，水煎服。同时予梅花点舌丹 2 瓶，早晚各服用一粒。药后体温正常，淋巴结明显缩小，继续服用上方三剂后，症状基本消失。

按：本例由于疹毒透发不畅，余毒郁结化火，火热灼津，炼液成痰，痰凝气结，经久不散，故结肿不消化，故用元参、石膏、薄荷、黄连清热解毒，生牡蛎、海藻、昆布豁痰软坚，穿山甲、山慈菇、天花粉消肿散结，灯心草引毒下行，加用梅花点舌丹，增强解毒泻火、活血消肿之力。

第三节　小儿湿疹

小儿湿疹又名婴儿湿疹，这是小儿时期最多的皮肤病。起病多于出生后两个月，3 岁以后可自行缓解，部分患儿可延续到学龄前，严重的婴儿湿疹，比较容易诱发小儿过敏性鼻炎或过敏性哮喘。

其特征是皮肤表面出现黍粒样皮疹，高出皮肤，抚之碍手，有的甚至流黄水，奇痒难忍，反复发作，可遍及周身，任何部位都可发生，但以头面居多。一般我们说发于头面的，可称为苔癣，奶癣，发于耳后的叫旋耳风，发于四肢如肘窝，腘窝处的叫四弯风。

本病发生的原因多由禀受胎毒，复又被风邪湿毒所侵，所谓禀受胎毒即母亲孕期，嗜食辛辣等刺激物或七情郁火，蕴育胎中，导致小儿湿疹发生。另外风邪入腠理与湿相搏，侵袭皮肤亦可发生小儿湿疹。婴儿湿疹可分为干性湿疹和湿性湿疹。

我自拟了荆翘散来治疗小儿湿疹，从清热利湿，活血解毒，祛风止痒的角度治疗此病。

荆芥 10 克，连翘 10 克，防风 10 克，苦参 10 克，当归 10 克，制军 10 克，蜂房 5 克，白鲜皮 10 克，川芎 6 克，生地 10 克，赤芍 10 克，焦三仙各 10 克。

病案 1　李某某，男，12 个月，北京人，初诊日期：2005 年 7 月。

患儿从出生两个月后，间断性湿疹反复发作，先于耳后出现黍米样红丘疹，逐渐波及头面、颈部，丘疹逐渐变为小水泡，渗出流黄水，破溃后糜烂，最后结痂，瘙痒抓挠，夜间哭闹，大便较干燥，经西医院治疗，症状时好时坏，今慕名前来就诊，现症：耳后颈部头面红色丘疹，耳后流水破溃瘙痒，哭闹，舌质淡，舌苔白腻，指纹紫滞，证属：湿热内蕴，复感外邪毒热，方用荆翘散加减：

荆芥 10 克，连翘 10 克，防风 10 克，苦参 10 克，当归 10 克，制军 10 克，赤小豆 10 克，蝉衣 3 克，泽泻 3 克，蜂房 5 克。

7 剂，水煎服，每日 1 剂，少量频次口服。

二诊：皮肤瘙痒和哭闹烦躁均减轻，耳后破溃皮肤见收口。舌脉同前，指纹稍紫，治疗给予养血祛风，选用三黄四物汤加荆翘散。

荆芥 10 克，连翘 10 克，防风 10 克，苦参 10 克，当归 10 克，制军 10 克，蜂房 5 克，白鲜皮 10 克，川芎 6 克，生地 10 克。

7 剂，水煎服，每日 1 剂，少量频次口服

药后症状基本消失，随访复发次数很少。

病案 2　患儿向某，女，3 个月。

婴哺三月，本患湿疹，身热不退，体温 38.2℃，鼻塞不通，已经二日，伴有呼吸气粗，咳嗽不扬，兼之全身出现红色疹点，刻已布至足心，无痒感。小便浑黄，大便稍溏，咽部不红，舌苔白纹紫，脉象滑数。胎热素有，复感时邪气，内蕴肺胃，外达皮毛，以致身热鼻塞，咳嗽不畅，而疹点毕现，证属奶麻，治当清透肺胃，而免陷伏之变。

葛根 3 克，连翘 5 克，荆芥 5 克，薄荷 3 克(后下)，蝉衣 3 克，赤芍 5 克，桔梗 3 克，白蒺藜 5 克，葱头 3 个，焦三仙各 10 克。

另：五粒回春丹，每日 2 粒，

按：奶麻一证，每多发于 6 个月以内的婴儿，其证俨如麻疹，但点布较快，回收迅速，故此例服药以后，翌日麻点即已透齐，发热降至正常。

病案 3　严某某，女，6 岁，初诊时间：2005 年 5 月 16 日。

患儿平素汗多，比较容易感冒，近一月皮肤开始反复出现红色风团样斑丘疹，搔抓时有皮疹融合成团块状并高出皮肤，瘙痒难忍，遇风冷加重，皮疹时隐时现，服用西药缓解后，随即又复发，今日来门诊求治。刻下症：烦躁，全身可见红色风团样斑丘疹，部分疹融合成团块状，有抓痕，大便干燥，舌质红舌苔白，脉象浮数。诊断：瘾疹。证属于：正气不足，邪风入内，郁闭腠理。治疗以祛风清热，养血止痒。自拟荆翘散加减。

荆芥穗 10 克，连翘 10 克，防风 10 克，苦参 10 克，制军 10 克，赤小豆 10 克，蝉衣 3 克，蜂房 5 克，生地 10 克，白鲜皮 10 克，淡竹叶 10 克。

7 剂，水煎服，每日 1 剂，早中晚饭后半小时服用。

二诊：药后，皮疹基本消失，瘙痒减轻，哭闹烦躁稍好，舌脉同前，上方加入炒白蒺藜 10 克，钩藤 10 克，当归 10 克，生山楂 10 克。治疗给予养血祛风，方如下：荆芥穗 10 克，连翘 10 克，防风 10 克，苦参 10 克，制军 10 克，赤芍 10 克，蝉衣 3 克，蜂房 5 克，生地 10 克。白鲜皮 10 克，淡竹叶 10 克。当归 10 克，生山楂 10 克，白蒺藜 10 克，钩藤 10 克。

7 剂，水煎服，每日 1 剂，早中晚饭后半小时服用。

服用后症状完全消失，随访半年未在复发，病告已愈。

按：本案系正气不足，邪风入内，郁闭腠理，初以祛风清热，养血止痒为主。我们说祛风必先治血，血行风自灭，故我们在治疗荨麻疹时往往要加入生地，赤芍等凉血之品及解毒活血之品蜂房等，以达到清热凉血止痒的目的；病至后期会出现血虚生风的情况，症状比较顽固，故加入当归、生山楂养血活血，以祛顽疾。

第十讲

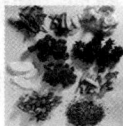

小儿感染性疾病

第一节　小儿麻疹

　　麻疹，是危害儿童的传染病之一，目前通过接种疫苗等防治措施，可以有效的控制麻疹的爆发，但是近几年，部分地区仍有散在流行，所以发挥中医的作用，推广中医中药，是防治麻疹的有效方法，对于提高传染病的防治，保护儿童的健康十分有意义。

一、病因病机及临床表现

　　麻疹在古代被列为儿科四大要证之一，是感受麻疹时邪引起的一种急性出疹性传染病。临床以发热、恶寒、咳嗽、咽痒、鼻塞、流涕、泪眼汪汪、畏光羞明，口腔两颊近齿处有麻疹黏膜斑，周身皮肤按序布发麻粒大小的红色斑丘疹，皮疹消退时皮肤有糠麸样脱屑和色素沉着斑等为特征。

　　其主要发病原因是由于麻疹病毒所引起的。中医认为其病变主要在脾肺，是一种肺胃的热毒，与季节、气候有一定的关系。冬末春初最容易发病，易于传染。肺主皮毛，开窍于鼻，外邪袭卫，正邪相争，故《证治准绳·幼科》指出："麻疹初出，全类伤风，发热、咳嗽、鼻塞、面肿、涕唾稠黏，全是肺经之证"。又脾主肌肉，统血，合四肢，麻疹时邪袭于肺卫，由表入里，郁阻于脾，正邪相争，驱邪外泄，邪毒出于肌表，皮疹按序发达于全身。

二、病程分期表现及顺逆证鉴别

　　《幼科证治准绳》"麻疹初出，全类伤风，发热咳嗽、鼻塞、面肿、涕唾稠黏，有未传泄利者，有一起即兼泄利者，肺与大肠相表里，表里俱病也"。

1. 麻疹的正常病程分期表现

　　（1）发热期（疹前期）：自发热期到开始出疹子的阶段，约3～4天。主要表现：初期象感冒，发热，咳嗽。打喷嚏流清涕，畏光羞明，眼泪汪汪，精神差，发热2～3日，在口腔颊膜有粟粒形小白点，耳尖发凉。

（2）出疹期：皮疹开始出现至透发完毕，约 2 ~ 5 天，这个时期，热度渐次增高，开始发疹伴随有咳嗽。皮疹最初见于耳后及背部，依次为颜面、颈项、波及全身和四肢，以头、背上最多，手足心出齐。

（3）恢复期：疹子出齐 1 ~ 2 天以后，发热减退，从头面、躯干、四肢逐渐隐退消失，精神饮食也见好转，四五天后，皮肤有糠麸样脱屑。

2. 顺、逆、险三证鉴别

（1）顺证：透发次序：先从头面胸背四肢遍及，向阳部分者为顺。因为疹属阳邪，热毒发则先动阳分，后归于阴经，故一身中阳部宜多宜透，阴部宜少，不透也无虑。

透发过程：二三日即见疹点，且逐渐透齐者为顺，出齐后二、三日慢慢回退者为顺。

疹点色泽：疹点色若桃红，形色细密红润，细密者为顺。

（2）逆证：透发次序：从足而头面或四肢疹子先透，然后波及胸背部为逆。

透发过程：疹出困难，五六日不见疹点，只在皮下隐隐，欲出不出，欲透不透或随出随没，持久不收者。

疹点色泽：疹点颗粒部分融合成片或色紫黑者为逆，所谓如煤而黑兮百无一生，这是热毒内盛之象。

（3）险证：个别患儿，由于素体虚或感邪太深，以至于疹出不透或一出即没，出现气急鼻煽，口唇青紫或夹杂水泻、便血及疹子颜色灰暗都属险证。

顺、逆、险三证是可以互相转化的，临证需仔细观察，顺证注意调护，逆证注意变化，抓住治疗机会，使其逆证转为顺证，险证注意其发展。虽然麻疹的情况较为复杂，易于发生变化，但治疗的关键在于是否"透"。

三、辨证治疗

麻疹的分期有发热期、出疹期、收没期三个阶段，疾病的发展过程是一个渐进的过程，在治疗上每一个阶段应有所侧重，但总的原则是以清透宣解为主。突出一个"透"字。

1. 初期（即发热期）

此期着重在于透发，因其症状与感冒较类似，故其治疗方法相同，当以辛凉解肌，宣透为主即宣肺透表，往往疹子一透，其兼证亦随之而解，不可过早应用苦寒之剂，以免疹毒内滞而发生透发不出而成逆证，用药如：荆芥、竹叶、连翘、牛蒡子、桔梗、薄荷、蝉衣等清宣透达之药，成方可选用葛根解肌汤（葛根有解肌透疹的作用，荆芥、连翘辛凉解表，蝉衣、牛蒡子透疹解毒利咽喉，木通、赤芍清营凉血利小便）同时配合加用五粒回春丹。

2. 出疹期

麻疹一经透发，遍于身体各部，持续时间约三天，在治疗上仍以清解透发为主，使疹毒逐渐透发。疹透后，如热势不清，则以清肺胃为主，用黄芩、生石膏、知母加活血化瘀之品。但不要过于发表、升提，以免过汗，耗伤津液。选用升麻葛根汤。

此期易于出现变证或险证，处方用药当慎之。当疹已有透露之机，此期若有寒亦不能用桂枝，虽虚勿用人参、白术，虽呕不用半夏、南星。过用温热药会加重病势，过用寒凉，热毒遏伏阻碍麻疹的外透。

此期如出现变证，应灵活掌握

（1）当疹出不出，欲透不透或一出就隐没的情况：①如属于风邪闭表的，出现恶风、口渴、手足拘挛、舌质红舌苔薄白，可用荆防败毒散，散风透表。②正气虚弱，不能透表，身热不扬，疹色淡白，不能出透者，用麻黄附子细辛汤加活血药。③毒热较重的疹子不透，用三黄石膏汤。

（2）收没太快：疹子一出即没，仍以透发为主，如外感风邪引起的用防败毒散，散风透表；如因积食，透表加焦三仙；如热毒上攻咽喉引起的喉炎，易于宣肺利咽，用玄参、升麻、青果、锦灯笼、儿茶；如腹泻过度，出现疹出早没，以升麻葛根汤加减加白术、扁豆。

3. 恢复期

疹出齐，逐渐收没，热势下降，如果没有其他并发证，可不用药恢复，此期以二便通利为佳，如同时伴见余热不高，有低热的可用桑白皮、地骨皮、知母等，有咳嗽声哑的当清余邪，滋阴养肺，以泻白散加沙参麦冬汤为主滋阴清热。

以上我们谈了麻疹不同分期的治疗次序，根据临床的经验，在治疗上应以疏托、清解为主。

病案1 王某，男，6岁，初诊日期：1945年12月15日。

证经五日，初则恶寒身热，咳嗽，畏光，泪眼汪汪，状如感冒，耳尖发凉，近两日，热减轻，头面疹点隐隐，但疹点颜色暗淡不红，胸背虽现，但较稀疏，面色青白，身热不扬，精神疲倦，昏睡倦卧，肢厥不温，大便溏，舌苔薄白，脉象沉微无力。诊断：麻疹。证属于：寒邪闭表。

时值隆冬，天气严寒，加以体质薄弱，元气虚乏，不能托毒外出，形成寒闭之证，治疗当温经散寒，以开闭门，宗麻附细辛汤加味，应效乃吉。

炙麻黄3克，川附片10克（先下半小时），细辛1.5克，苏叶5克，防风5克，西河柳15克，芫荽1棵，樱桃核6克（打），紫背浮萍2克，蝉衣2克，全当归3克，赤芍5克，葱头3个。

另：芫荽2棵，樱桃核10克，西河柳30克，煎水熏洗。

二诊：昨日进温经散寒之品，肢厥倦卧已瘥，神疲略振，疹点色泽转红，继续透布，已达下肢，身热不甚，大便仍溏，舌苔薄白，脉象缓滑，寒闭已开，疹子渐透，再拟益气透达治之，人参败毒散，慎调为要。

人参2克，川芎3克，前胡5克，枳壳3克，桔梗5克，升麻3克，葛根5克，茯苓6克，炙甘草3克，川附片5克(先下半小时)，煨姜2片，大枣3枚。

按： 疹毒郁闭，不能外发，其证最险，但其所以郁闭不发，必有原因，有因火闭，有因痰闭，有因寒闭，治疗时必先其所因，伏其所主，而郁闭方开，开则毒邪外出，而疹自发，病始转危为安。此案由于患儿体质薄弱，时值隆冬，腠理闭塞，毒邪内郁，不能外发，属于寒闭现象，故投以麻附细辛汤，疏散寒邪，温经固正，而疹自透，坏象一扫而空，此亦不得已而用之，临床时必须认证准确，方可使用。切勿孟浪。

病案2 李某某，女，4岁，初诊日期：1963年5月19日。

因发热5天，出疹3天，伴喘憋2天就诊，证见：身热仍炽，头面胸背疹点密集，色不红活，伴见鼻翼煽动，喘促明显，咳嗽，烦躁不宁，面色发青，唇紫。查体：体温：39.6℃，咽喉红，双肺布满细小水泡音，心音强，舌苔灰白而干燥，舌尖红，脉象细数。

诊断：麻疹合并肺炎。

中医辨证：发热五日无汗，三天后开始出疹。以头面胸腹部密集，四肢稀少，疹毒未能透达，火热郁于肺胃，肺气闭塞，发为喘憋，热毒里盛，灼伤津液，有伤阴之象，治疗当清肃肺胃透疹。方用麻杏石甘汤加味。

水炙麻黄3克，杏仁10克，生石膏25克(先下)，生甘草3克，鲜芦根30克，银花10克，连翘10克，淡竹叶10克，蝉衣3克，生地10克。

3剂，水煎服，少量频次口服。

另：紫雪1克，6小时1次。

二诊：服用上药后，周身疹点见回，手足心均已见点，无明显鼻煽，身热已降，喘憋减轻，惟喉中痰鸣，咳而不爽，咽红肿好转，鼻干唇焦。舌质红脉象微数。疹毒渐退，毒热尚盛，肺蕴痰热未清，津伤未复。

水炙麻黄3克，杏仁10克，生石膏25克(先下)，生甘草3克，鲜芦根30克，银花10克，连翘10克，淡竹叶10克，蝉衣3克，生地10克，牛蒡子10克，浙贝3克。

3剂，水煎服，少量频次口服。

三诊：服用上药后，四肢疹点密集，无气促气喘，咽红肿好转，咳嗽减轻，病情已好转，肺胃之热已减轻，津液亦有来复之象，继续服用原方3剂。

四诊：体温正常，精神好，咳嗽消失，两肺未闻及干湿啰音，周身皮疹脱屑，舌红少苔，清其余邪。

生地10克，麦冬10克，桑叶10克，杏仁、薏苡仁各10克，川贝母5克，枇杷叶10克，桔梗3克，射干10克。

按： 本例患儿因麻疹不透，毒热内闭，出现火热郁于肺胃，故治疗取麻杏石甘汤宣肺开闭，三诊守原方，至疹透，身凉，咳嗽爽利。惟有津液受伤，余热未尽。故四诊以养阴清余热为主。

病案 3　杨某某，男，1 岁，初诊日期：1964 年 4 月 28 日。

患儿麻疹疹退已半月，仍时有发热，腹泻，每日便 3～5 次，有里急后重，便中可见黏冻，脘满恶心，舌苔白微腻，脉象滑。查体：体温 38.6℃，咽无红肿，腹胀，大便臭秽，便常规：白细胞（＋＋），脓球（＋）。诊断：疹后痢疾。证属于：疹后余热未清，湿热积滞内蕴，化而为痢。治疗清热导滞。

煨木香 3 克，川黄连 2 克，黄芩 10 克，炒川厚朴 3 克，茯苓 10 克，枳实 3 克，郁金 3 克，制军 5 克，姜皮 1 克，炒白术 10 克。

按：疹后余毒未尽，热毒移热于大肠，故成痢疾，又有疹后食物不慎，风寒不避，伤坏脾胃，遂传于肺，肺与大肠相表里，亦成痢疾，总之，疹后痢疾，皆有肺毒未清，归于大肠所致，可用黄芩汤以解其热。本案采用香连导滞，是由湿热积滞遏肠所致，投用清热导滞，而疹痢自愈，汤药虽然有异，但治疗原则未殊。

疹后痢疾，根据前人治验，最忌补涩之品，虽元气未复，脾胃虚弱，不得轻用黄芪。

病案 3　吴某，男，2.5 岁，初诊日期：1960 年 6 月 10 日。

身热数日不解，伴随咳嗽流涕入院，症见：眼泪汪汪，羞明怕光，腹中隐隐疼痛，面赤，小便黄浑，大便溏。查体：体温 39.3℃，呼吸稍粗，咽充血，口腔黏膜可见费-科氏斑，耳尖发凉，舌质红舌苔白，脉象浮数。证属于：温热之邪，郁于肺卫，温邪外越，将发麻疹之兆。治疗当以辛凉透疹，葛根解肌汤加减。

葛根 5 克，连翘 6 克，荆芥 5 克，防风 5 克，薄荷 3 克（后下），研牛子 5 克，桔梗 3 克，赤芍 5 克，细木通 5 克，蝉衣 3 克。

另：五粒回春丹 2 瓶，早晚各半瓶。

二诊：昨进辛凉之品，身热略降，体温 38℃，随即又升起，头面肌肤疹点隐隐，色红密，颗粒较粗，仍觉怕光，咳嗽加重，舌质红舌苔白，脉象浮数。疹点有外透之趋，但病势较重，温邪蕴于肺胃，仍以清透为主要治疗目的。

葛根 5 克，连翘 6 克，荆芥 5 克，赤茯苓 10 克，研牛子 5 克，桑叶 5 克，西河柳 15 克，赤芍 5 克，细木通 5 克，蝉衣 3 克。芦根 30 克。

另：五粒回春丹 2 瓶，早晚各半瓶。

三诊：身热得汗趋降，体温 38.1℃，疹点密布，手足心均已出透，睡眠较好，仍然咳嗽频频，舌苔光红，便略稀，脉象滑，肺胃郁热尚盛，治当清解，并给予养阴。

银花 6 克，连翘 3 克，生石膏 25 克（先下），生地 10 克，薄荷 3 克（后下），黄芩 5 克，知贝母各 5 克，紫草根 5 克，杏仁 10 克，薏苡仁 10 克，枇杷叶 5 克。

四诊：疹透已回，身热亦解，尚有咳嗽，舌苔光红，脉象微数，口干欲饮，小便短黄，良由肺胃余邪未尽，清肃并佐以养阴。

桑白皮 5 克，地骨皮 5 克，南沙参 5 克，杏苡仁各 10 克，胖大海 5 克，炙杷叶 5

克，麦冬5克，生地10克，钗石斛10克，生稻芽10克。

另：梨膏2瓶，早晚各1勺，开水调服。

按：麻疹，为过去小儿最常见的急性出疹性传染病，多流行于冬春季节，以6个月以上，7岁以下小儿发病率最高，本病的发病原因，主要是由于感受时气，传染而成，其病在于肺经，在发病的过程中，疹毒以外透为顺，内传为逆。体质较好，邪毒较轻者，则多顺利外达，邪毒旺盛，体质较弱，邪毒不能外达而内闭，其毒闭于肺经的，可致肺炎，或毒邪化火，内迫心肝，可以出现神昏，惊厥。临床上一般按其透发程序，分为初热、见行、回没三期。至于治疗的规律，大多初期运用宣透，疹透运用清解，疹回运用养阴，此案基本上反映了各期的治疗法则。

第二节　小儿顿咳

顿咳即百日咳，是由百日咳杆菌所致的急性呼吸道传染病，其临床特征为阵发性痉咳及阵咳，终末出现鸡鸣样吸气性吼声。病程长达2～3个月，自从接种百日咳疫苗以来，其发病率已明显降低。本病传染性很强，冬春季节发病较高，发病前2日至病程一个月内传染性最强，患者是主要的传染源，人群对百日咳普遍易感。潜伏期平均3～12天，病程6～8周，可以分三期，历时3周左右，中医学以咳嗽特征称之为"顿咳"、"顿呛"，又因其具有传染性，故又称为"疫咳"、"天哮呛"。临床特征为咳嗽逐渐加重，呈典型的阵发性咳嗽，阵咳终末出现深长的鸡鸣样吸气性吼声。

一、中医对于此病的认识

经过多年的临证治疗，认为此病不同于一般性的咳嗽，其发病原因多由瘟疫之邪客肺，邪伏不去，或风袭肺络，，随气升降，未得透达而成，加之伏痰内蕴，再与外邪博结，势必郁积而化热，煎熬津液，酿为痰浊，阻遏气道，肺气上逆所致。小儿肺常不足，易于感时邪疫气，初起邪从口鼻而入，侵袭肺卫，肺气失宣，肺气上逆，表现为卫表之证，与伤风感冒咳嗽相似，继续发展，疫邪化火，痰与火结，气道阻塞，气逆上冲，咳嗽加剧，而见痉挛性咳嗽阵作，连绵不已，待胶隔之痰涎吐出后方可暂缓。时邪与伏痰日久，除肺脏受累外，还常累及他脏，如犯胃而出现呕吐，犯则出现两胁作痛，气逆化火伤络则衄血，目睛出血。大肠膀胱失约，可见疫咳时二便失禁，面目浮肿。

幼儿体弱，时邪痰热之侵，常可诱发变证，出现痰热壅肺，闭阻于肺，则壮热咳喘，并发肺炎喘嗽，邪陷心肝，可出现抽搐、昏迷等。

二、辨证施治

小儿顿咳其经过一般分三期，初、中、末三期。

1. 初期（出咳期）

约 7～10 天，症状与感冒咳嗽相类似，有咳嗽、喷嚏、鼻塞流涕、或有发热，热退后，咳嗽日渐加重，日轻夜重，痰清稀或有痰稠不易咳出，舌苔白，脉浮数，此期治疗因邪在肺卫，治疗宜宣肺止咳，疏达时邪。

风寒轻证：杏苏散加减。

前胡 10 克，杏仁 6 克，苏子 3 克，紫菀 10 克，荆芥 10 克，陈皮 3 克，半夏 3 克，牛蒡子 10 克。

风寒重证：三凹汤加减。

麻黄 3 克，杏仁 10 克，炙甘草 3 克，荆芥 10 克，前胡 10 克，紫菀 10 克，百部 10 克。

风热轻证：桑菊饮或银翘散。

桑叶 10 克，菊花 10 克，桔梗 3 克，杏仁 10 克，连翘 10 克，芦根 30 克，竹叶 10 克，牛蒡子 10 克，炙甘草 3 克。

风热重证：麻杏石甘汤加减。

麻黄 3 克，杏仁 10 克，炙甘草 3 克，生石膏 25 克（克），黄连 1.5 克，黄芩 10 克，瓜蒌 10 克，川贝 3 克，枇杷叶 10 克。

2. 中期

（痉咳期）出现阵发性痉挛性咳嗽，持续难止，咳剧时咳后伴有鸡鸣声，顿咳的证候很典型，顿咳发作时，面部潮红，涕泪交作，眼睑浮肿，吐出痰涎及食物后，痉咳方可缓解。阵发性发作，每日轻则 5～6 次，重则每日数十次。剧咳时，会出现痰中带血。一般痉咳出现持续 3 周。本病痉咳期以痰火证为多。辨证特点以痉咳阵作，连声不断为主要症状，此期为邪郁化痰，熏肺练液为痰，此期治疗以泻肺镇咳，涤痰降气为主，可用千金苇茎汤。方中：芦根 15g，清热止呕；薏苡仁 15 克，清肺热止；桃仁 9 克清血分热；冬瓜仁 15 克泻热除烦。如果咳嗽频作不止加钩藤 10 克、全虫 3 克以解痉止咳；痰多泛恶者加苏子 5 克、葶苈子 3 克降气镇咳；咳之日久，面目浮肿者加入大量车前子，有利水镇咳的作用，消退面目浮肿。

另外还有一种情况，邪毒久留，郁而化热，热伤肺络，迫血妄行，出现咳嗽阵作，吐血、衄血、咯血、白睛出血，这种情况下，应给予清金降火的同时加入止血之品，如果疾病到这了这一阶段，根据我个人的经验，基本上该接近病愈的阶段，可用二冬二地加入干藕节、白茅根、黛蛤散。

3. 末期（恢复期）

在此期间，临床症状由重减轻，咳嗽次数渐少，程度减轻。约 2～3 周而趋于痊愈，可以给予养阴清肺，益气和中，偏于肺阴耗损者，宜于沙参麦冬汤；偏于脾胃气虚者，宜用六君子汤。

南沙参 10 克，麦冬 10 克，桑白皮 10 克，地骨皮 10 克，五味子 10 克，川贝 5 克，知母 10 克，生地 10 克，杏仁 10 克，香稻芽 10 克，焦三仙各 10 克。

三、病案举例

病案1 段某，女，3岁，初诊日期：1963年9月24日。

近日来咳嗽频频，呈阵咳而作，咳嗽时面红气粗，甚至鼻腔出血，舌苔白脉象数，口干欲饮。暑邪内郁，暴感秋凉，肺气失宣，势成顿咳，证颇缠绵，治疗当降逆止咳，暂收减轻之效。

水炙麻黄3克，百部6克，炙紫菀5克，旋覆花5克（包），前胡5克，苏子5克，杏仁10克，黄芩5克，橘红3克，象贝母5克

另：鹭鸶丸4粒，早晚各1粒。

二诊：咳次已减，咳时亦短，仍成阵作，咳后尚流鼻血，口干欲饮。舌苔白脉象数，肺为邪郁，郁而化热，有逼迫动血之势，自拟清金止咳之法，不使另生枝节。

黄芩5克，炙紫菀5克，百部6克，杏仁10克，桔梗3克，冬瓜仁10克，粉丹皮5克，鲜茅根30克，血余炭5克，大贝母5克，侧柏炭10克。

另：鹭鸶丸4粒，早晚各1粒。

病案2 刘某某，女，5岁，初诊日期：2005年5月15日。

患儿咳嗽已近一月，初期有鼻塞流清涕，咳嗽不爽，继而发展成咳嗽频作，夜间加重，有时连咳数十声，吐出痰饮饭食方可自止，涕泪交作，眼泡浮肿，曾在某医院治疗，效果不显，咳嗽愈加加重，刻下症：咳嗽频作，夜间加重，涕泪交作，眼睑浮肿，吐痰黄稠，小便黄，大便干燥。查：体温36.5℃，呼吸22次/分，心率110次/分，咽充血，双肺可闻及湿啰音。舌质红苔黄。证属于邪毒侵肺，痰浊阻滞气道。治疗清金降气，豁痰止咳。

鲜芦根30克，杏、桃仁各6克，冬瓜仁10克，葶苈子3克（包），炒莱菔子3克，钩藤10克，黛蛤散10克（包），知、贝母各10克，车前子25克（包），炙杷叶6克，姜竹茹3克。

6剂，水煎服，每日1剂，早中晚饭后半小时服用。

二诊：药后顿咳大见减轻，每天仅咳六七次，咳嗽时间短暂，呕吐痰涎基本改善，喉咙仍有痰鸣声，眼睑微肿胀，舌质红苔黄。余邪未去，痰热恋肺，继续原方加减。

鲜芦根30克，杏、桃仁各6克，冬瓜仁10克，葶苈子3克（包），炒莱菔子3克，钩藤10克，黛蛤散10克（包），黄芩10克，车前子15克（包），炙杷叶6克。

3剂，水煎服，每日1剂，早中晚饭后半小时服用。

三诊：顿咳基本控制，久咳伤肺阴，故转投养阴润肺之剂，以善其后。

南沙参10克，麦冬10克，生地10克，桑白皮10，地骨皮10克，陈皮5克，茯苓10克，黛蛤散10克（包），车前子10克（包），生谷麦芽各10克。

第三节 小儿猩红热

猩红热是一种比较常见的急性传染病，临床以咽喉肿痛或伴腐烂，全身布发猩红色皮疹，疹后脱屑脱皮为特征。

一、西医学对猩红热的认识

猩红热是 A 组型溶血性链球菌引起的急性呼吸道传染病，春季多发，2～10 岁最易发病

（1）前驱期：其潜伏期 1～7 天，平均 3 天，发病前可有发热伴咽痛，呕吐，头痛，双侧扁桃体充血肿大，可见"草莓舌"。

（2）出疹期：一般在发热 24 小时内出疹，可持续 3－5 天，皮疹特点：①全身皮肤充血发红，上有红色细小丘疹，似"鸡皮样"密集，疹间无正常皮肤，皮疹压之褪色，十余秒又恢复原状，称"贫血性皮肤划痕"。②皮肤皱褶处如腋窝、肘窝、腹股沟等处皮疹密集，称"帕氏线"。③面部潮红，口唇周围苍白，形成"口周苍白圈"。

（3）恢复期：约一周后，皮疹消退，不留色素，第二周开始糠皮样脱皮，如果早期给予青霉素治疗，不会见到脱皮。

二、中医学对于猩红热的认识

猩红热属于中医学温病的范畴，因其具有强烈的传染性，故称为"疫痧"或"疫疹"，它是一种以发热，咽红肿痛或腐烂，全身布发猩红色皮疹，疹后脱屑脱皮为特征的疾病，中医因其咽红肿痛或腐烂，皮疹细小如沙，又常称其为"烂喉痧"或"丹痧"。其预后较好，少数患儿可并发心悸、水肿、痹证等疾病。

此病属温病的范畴，温邪上受，经口鼻而入与肺胃蕴伏之热，混合盘踞，遇少阳相火沸腾，或与外邪相搏，而咽喉为肺胃之门户，肺胃邪热蒸腾上熏咽喉，出现咽喉红肿腐烂疼痛，肺主皮毛，胃主肌肉，三焦火炎，邪毒循经外窜肌表，则肌表透发"痧疹"，邪毒内迫营血，此时痧疹密布，融合成片。

故此中医认为猩红热之发病是以三焦相火为发源，肺胃二经为病变部位，感受疫疠之邪气为途径。

病至后期，易耗伤阴津，表现出肺胃阴伤的证候。所以在本病的发展过程中或恢复期，由于邪毒会伤于心络伴随可能出现心悸，心失所养，心阳失养的证候。部分患儿也可能出现邪毒侵其关节，络脉不利的关节红肿疼痛证候。

三、辨证论治

猩红热属于中医学的温病，主要以卫气营血为主要辨证思路。本病为一种火毒之证，外感时疫，内蕴热毒，疫毒化火上迫咽喉，外侵肌肤，所以在治疗上以清凉

宣透及解毒清热为主。

1. 首先辨轻重顺逆的不同

（1）轻症：主症：发热，周身酸痛，咳嗽喷嚏，汗出，咽痛但无腐烂，皮肤可见红色疹点，压之褪色，腋窝、肘窝、腹股沟等处皮疹密集，称"帕氏线"，舌质红舌苔白微腻，"杨梅舌"。

分析：喷嚏是发越之象，有汗则生无汗则死，咳嗽是发病必有之象。疹前咳嗽热易退，若疹后咳嗽则邪热逗留。

（2）重症：壮热不退无汗，气促烦渴，面色青紫，时有鼻衄，咽喉腐烂不能饮，丹痧密布，口渴烦躁，舌光无津者重。

分析：丹痧最忌气促，虽喉烂程度不深，亦属危重，面色青紫为邪气内伏，鼻衄是火毒上越之象，随有好转越毒之意，但过甚则不宜。腹痛是痧毒内侵之象，如便秘腹痛，热邪积聚之盛。

（3）顺证：疹点从头到足，先胸背后四肢，颜色红活鲜润者，咽红肿但不烂，出痧而不红赤者为顺。

（4）逆证：疹点从足到头，先四肢后胸背，形色干枯，神昏，气喘声嘶，俗名闷痧。

2. 分期治疗

本病以清热解毒利咽为主要治疗原则。初期时邪在表，宜辛凉宣透，清热利咽；出疹期：邪在气营，易清营透热；末期：用甘寒救液，养阴生津。

（1）发热期：发热，头痛，畏寒，咽喉红肿，皮肤潮红，疹痧隐隐，舌质淡白。

为邪在肺卫，易给予疏达，即疏宣肺气，开达皮腠。咽喉为肺之门户，肺主气，主皮毛，宣肺后，肺气开，皮毛亦升，肺气宣化则血毒亦化。可使疹痧血毒迅速透达，邪气外泄，咽喉可利。可选用葛根解肌汤。

葛根 10 克，银花 10 克，连翘 10 克，蝉衣 3 克，牛蒡子 10 克，炙甘草 3 克，桔梗 3 克，赤芍 10 克

伴高热者加生石膏 25 克（先下），大青叶 10 克。口干口渴加知母 10 克。声嘶加浙贝 5 克，射干 10 克，锦灯笼 10 克。

此期治疗只宜清透，切忌辛温升散，不可用大剂量寒凉之药，以使毒邪冰伏于内，不能透达于外，变为声嘶哑喉腐烂，所谓"寒凉强遏多致不救"。

（2）发疹期：

①清散法：适用疹痧已透（经初期治疗），喉部畅快，仍有红肿，有心烦，杨梅舌，此期伏火仍炽，给予清散，泻血中伏火，方用：生地 10 克，连翘 10 克，生石膏 25 克（先下），桑叶 10 克，石斛 10 克，炙甘草 3 克，桔梗 3 克。

②清化法：经过初期治疗后，疹毒壅滞喉间，出现气粗胸闷，喉腐肿痛，口中异味，谵语神昏，给予解毒化瘀，方用：青果 10 克，锦灯笼 10 克，儿茶 5 克，瓜蒌 10 克，胖大海 10 克，生地 9 克，丹皮 9 克，黛蛤散 9 克，蒲公英 10 克，连翘 9 克。

神昏不清加莲子心 10 克。

高热不退，抽搐加僵蚕 10 克，钩藤 10 克。

皮肤瘙痒加蝉衣 3 克，僵蚕 6 克。

3. 后期

经过治疗，症状得以控制，然阴液已伤，故呈现周身脱皮，为阴损之象，治疗给予生津增液以善后，所谓"寒伤阳气，热涵阳精，扶元救阴，两大门庭，由疫火发，火盛灼津，透化攻多，善保真阴"。方用甘桔汤或沙参麦冬汤或五汁饮。

沙参 10 克，麦冬 10 克，玉竹 10 克，扁豆 10 克，地骨皮 10 克，连翘 10 克，桔梗 3 克，炙甘草 3 克。

若疹痧退后，伴见食欲不振，小便清长，大便次数多，舌质淡舌苔白腻，脉缓，可给予异功散加味。

陈皮 5 克，半夏 5 克，茯苓 10 克，炙甘草 3 克，炒白术 10 克，炒白芍 10 克，扁豆 10 克，石斛 10 克，炒莱菔子 5 克，焦三仙各 10 克。

仍有午后低热可加：黄芩 10 克，知母 10 克，银柴胡 10 克。

咽干，微咳：桑白皮 10 克。

对于本病的治疗忌：辛温发表、早投苦寒、直折下夺。

病案 1　杨某某，女，5 岁，初诊日期：1998 年 4 月 3 日。

患儿 4 天前，开始出现高热伴见咳嗽，打喷嚏，恶寒不思饮食，服用退热药热可退去，但药停后，体温复又上升。于昨日见胸背出现细小红色皮疹，如黍米样大小，现已发布周身，部分融合成片状，如猩红云一般，疹间无正常皮肤，皮疹压之褪色，即刻又恢复猩红色，今日来门诊就诊。刻下症：高热，咳嗽，纳差，全身皮肤见猩红色皮疹，状如涂丹，咽部红肿疼痛可见脓点，口唇周围苍白，小便黄赤，大便溏，舌质红起芒刺，形如杨梅，脉象滑数。诊断：烂喉痧（猩红热），

证属于感受时疫，内蕴热毒，侵犯肺胃，肺胃之火上冲，故咳嗽呕逆，上迫咽喉。故咽喉肿痛将破溃，邪火充斥，病势不轻，治疗当疏表清热，加以甘寒养阴。

银花 10 克，连翘 10 克，薄荷 3 克（后下），牛蒡子 10 克，生地 15 克，板蓝根 10 克，芦根 30 克，赤芍 10 克，生石膏 25 克（先下），玄参 10 克，青果 10 克。

另：锡类散 1 瓶，频频吹喉。

5 剂，水煎服，每日 1 剂。

二诊：身热已退，红痧逐渐收回，咽喉红肿稍轻，未再出现呕吐，小便仍黄，舌脉较上次就诊稍转好，邪气虽退，但余热尚盛，小儿稚阴未充，易于化燥伤阴，故以生津清化为主。

玄参 10 克，生地 10 克，连翘 10 克，生石膏 25 克（先下），桑叶 10 克，石斛 10 克芦根 30 克，生薏苡仁 10 克，灯心草 3 尺，生甘草 3 克。

按：疫喉痧，因于风毒者多，因于温毒者亦不少，喉咙腐烂，而不甚痛，一起即丹痧并发，痧则成粒，证有轻有重，轻则温邪仅在经络，疏而达之，疹痧透喉痛即解。重则疫邪灼伤脏腑，虽用疏达，而痧出鲜红。喉烂起腐，为阴液素亏，不耐疫邪之火熏蒸，故治疗时，必须加以甘寒养阴之品，如陈继宣所谓："喉痧阴虚者，灼热无汗，喉烂神昏，痧红成片，舌绛且光，阴液燥涸，其毙甚速，故其方不得不注重养阴清喉也"。本例正是本着这种精神而施治的，清宣合养阴并用，而收效甚速。

第四节　小儿痄腮

小儿痄腮即流行性腮腺炎，是一种传染病，以学龄儿童多见，冬春两季发病较多见。

西医学认为小儿流行性腮腺炎，是由腮腺病毒引起的引起的，主要通过呼吸道飞沫传播，也可因唾液污染，食具和玩具直接接触而感染。

潜伏期 14～25 天，平均 18 天，以腮腺肿大为特征，常见一侧，后可波及另一侧，局部疼痛，咀嚼时痛甚。以耳垂为中心肿大，肿大可延伸颈、颊，表面发热，肿大可持续 5 日左右。

可出现并发症：①脑膜炎：较常见，在高峰时出现。②睾丸炎：是男孩最多的症状。③卵巢炎。④胰腺炎。⑤耳聋。

一、中医对于痄腮的认识

《诸病源候论》"风热毒气，客于咽喉颊颌之间，与血气相搏，结聚肿痛"。

主要成因：风邪外乘，湿热内蕴，毒壅少阳所致。

二、辨证施治

痄腮的治疗，着重于清热解毒，佐以软坚散结，由于风邪阻滞少阳，应以清肝利胆，疏风解毒为主，不可过于攻伐。临床以风热和湿热二型为主。

1. 风热型

壮热恶风，腮部色红而热，舌质赤苔白，脉浮数，治疗清热散结，普济消毒饮加减，佐以外敷。

银花 10 克，连翘 10 克，薄荷 3 克（后下），牛蒡子 10 克，板蓝根 10 克，马勃 10 克，生石膏 25 克（先下），赤芍 10 克，蒲公英 10 克。

一般不用柴胡、升麻，两位药有升散的作用，用之会使肿胀加剧，黄芩、黄连初起不用，过用寒凉寒邪冰敷于内，毒热上攻咽喉，发生喉炎。外用赤小豆七粒敷之。

2. 湿热型

口渴溲赤，大便秘结，腮部平肿色淡不鲜，此为湿热壅盛，清热利湿。

山栀 3 克，连翘 10 克，黄连 1.5 克，黄芩 10 克，当归 10 克，赤芍 10 克，板蓝根 10 克，灯心草 1 克。

若引起睾丸肿痛加橘核、荔枝核、元胡、枳壳。

三、外用药

（1）金黄散（如意金黄散）外用。

（2）赤小豆研磨外用。

病案 1　封某，男，5 岁，初诊日期：1984 年 4 月 25 日。

患儿昨日自觉左耳后疼痛，晚间左腮部出现红肿疼痛灼热，并伴有高热恶寒、烦渴，尿赤，睡眠不实，目赤羞明，舌质红，脉象浮数。于今日来门诊就诊，诊断：痄腮，证属：温热邪毒，挟少阳相火上攻，治疗当清热解毒。方用普济消毒饮加减。

柴胡 5 克，薄荷 3 克（后下），连翘 10 克，生石膏 25 克（先下），板蓝根 10 克，赤芍 10 克，蒲公英 10 克，赤茯苓 10 克，芦根 15 克，淡竹叶 10 克，牛蒡子 10 克，马勃 10 克，桔梗 3 克。

另：黄连末 3 克，大黄末 6 克，黄柏末 6 克，青黛 3 克，玄明粉 12 克，冰片 1.5 克，植物油调敷患处。

3 剂，水煎服，每日 1 剂，早中晚饭后半小时服用。

二诊：服药后，恶寒高热已解，但腮腺仍肿，咽痛进食加重，二便正常，舌质红舌苔黄，脉数，继续清热解毒消肿。

连翘 10 克，薄荷 3 克（后下），牛蒡子 10 克，板蓝根 10 克，马勃 10 克，生石膏 25 克（先下），赤芍 10 克，蒲公英 10 克。

3 剂，水煎服，每日 1 剂，早中晚饭后半小时服用。

另：黄连末 3 克，大黄末 6 克，黄柏末 6 克，青黛 3 克，玄明粉 12 克，冰片 1.5 克，植物油调敷患处。

三诊：服药后，腮肿已消，舌脉同前，邪火之势已杀，再拟清解治之。

山栀 3 克，黄芩 5 克，生石膏 25 克（先煎），细木通 5 克，生甘草 3 克，桔梗 3 克，鲜芦根 30 克，鲜荸荠汁 1 酒杯兑服，灯心草 1 根。

病案 2　王某，男，3 岁，初诊日期：1964 年 5 月 27 日。

证经三日，左侧腮肿灼热，嚼食物时疼痛加重，高热不退，体温 39.3℃。脘满泛恶，口干唇红，便秘腹胀，呼吸不平，烦躁难寐，舌苔白腻，脉象滑数，血常规：白细胞 9.9×10^9，中性粒细胞 58%、淋巴细胞 40%、单核细胞 2%。

证属于湿热蕴遏少阳阳明两经，少阳经气不舒，故腮肿，阳明燥火上蒸则呕恶。腹胀便秘，夜卧不安，是胃家不和之明证，治疗当以清理湿热，宗柴葛解肌汤合四顺清凉饮化裁。

柴胡 3 克，葛根 5 克，川黄连 2 克，制军 5 克，生石膏 25 克（先下），连翘 10 克，山栀 3 克，当归 10 克，赤芍 6 克，姜竹茹 3 克，枳壳 3 克。

另：紫金锭 3 粒，醋磨敷患处。

另：太极丸 4 粒，早晚各 1 粒。

二诊：药后腮肿已愈，身热解而复作，体温 37.3℃，食入呕吐，唇红欠润，脘满嗳饱，舌苔厚腻，脉象滑而微数，大便干，小便黄，审属阳明湿热未清，加之洗澡着凉，兼食不易消化食物，以致于胃降失和，上逆作呕，病情反复，治疗以清降止呕，以希应效乃佳，以防高热生惊之变。

川黄连 2 克，姜竹茹 3 克，橘皮 3 克，川郁金 3 克，黄芩 5 克，法半夏 5 克，焦三仙各 10 克，炒莱菔子 3 克，枳壳 3 克。

另：太极丸 4 粒，早晚各 1 粒。

第五节　小儿肝炎

小儿肝炎属于传染病，临床可见黄疸型和无黄疸型。

临床以急性黄疸型及急性无黄疸型肝炎多见，治疗及时，一般预后好，中医认为：小儿肝炎，基本由于饮食不慎，感受湿热而引起，归属于黄疸病的范畴。《幼科准绳》指出："凡黄病者，不可一概而论，标本不同，证治亦异，乃脾胃气虚，感受湿热，郁于腠理，淫于皮肤，蕴积成黄，熏发于外，故有此证"。说明脾虚胃弱，饮食不慎，感受湿热，是发病的因素。今天分别就本病的黄疸型和无黄疸型肝炎谈谈辨治经验。

一、黄疸型肝炎的论治

黄疸，只是肝炎临床的一个症状，其主要的原因是由于感受湿热和寒湿之邪，多由食积伤脾所致。其主症为：面目俱黄，小便浑黄不利，上腹部疼痛不适，同样的发黄，其因不尽相同而表现不同。

黄疸的分类，《医宗金鉴·幼科心法》中，将小儿黄疸分为"阳黄"和"阴黄"两类。《幼科集要》说："小儿黄病，惟辨阴阳也而已"。认为阳黄"乃脾家湿热"，阴黄"乃脾肾寒湿"。

阳黄的症见：周身皮肤，目睛发黄，黄如橘色。色鲜而润，伴有身热面红，口渴腹胀满，心烦，小便短赤，大便干燥，舌苔黄腻，脉象滑数。湿热阻滞之象较明显。

阳黄经过治疗，一般在两周左右黄疸可逐渐消退，1～2 个月趋于痊愈。

阴黄的主症：皮肤发黄，但黄色晦滞，口不作渴，食少，腹痛隐隐，神思疲倦，大便溏泻，小便色淡，舌苔白腻，主要由于寒湿阻滞，一般病程较长，治疗须抓紧时间。

二、阳黄与阴黄的治疗

肝胆与脾胃之间的关系表现为消化吸收的紧密相连，《金匮要略》云："见肝之病，知肝传脾，当先实脾，四季脾旺不受邪"。肝胆有病会累及脾胃；脾胃不和也会影响肝胆。小儿急性黄疸性肝炎又多属阳黄之范畴。在治疗方法上，以清利湿热为主，如栀子柏皮汤，热清湿去，短期即可告愈。如朱丹溪所云："黄疸乃脾胃经有热所致，分利为先，解毒次之，小便利白，其黄自退"。临床上如表实无汗或少许发热脉象浮者，则又宜发疏散，可用茵陈麻黄汤或麻黄连翘赤小豆汤，使黄从汗解。如伴见大便秘涩满者，应予通利，使湿从下解，如茵陈蒿汤或栀子大黄汤。若无表里证，仅见小便不利者，可着重于通小便，可用茵陈五苓散，使黄从小便而解；小儿肝炎除实证阳证为多外，尚有一部分阴证、虚证。阴黄之证，治疗当以温中燥湿为主，当审其是属于脾寒或肾寒，脾寒者治疗给予温脾退黄，方用茵陈理中汤或茵陈六君子汤治之；肾虚寒者宜予温肾，可用茵陈四逆汤或茵陈附子汤治之。

治疗肝炎，无论成人及小儿，总要注意到脾胃，病之早期，湿热较重时，给予清利湿热的同时，应注意调脾胃；如慢性迁延不愈者，黄疸消失或未出现过黄疸，则应以扶脾健胃为主，同时佐以清利。如：茵陈蒿＋异功散，即清利又注意调理脾胃。

1. 阳黄（急性黄疸性肝炎）

主症：周身皮肤，目睛发黄，黄如橘色。色鲜而润，伴有身热面红，口渴腹胀满，心烦，小便短赤，大便干燥，舌苔黄腻，脉象滑数。

治则：清利湿热。

处方：茵陈蒿汤。

茵陈 15 克，山栀 3 克，制军 10 克，茯苓 10 克，泽泻 5 克，苍术 10 克，六一散 10 克（包），焦三仙各 10 克，内金 10 克，香稻芽 10 克。

腹胀者：黄芩 10 克，厚朴 3 克，青、陈皮各 5 克。

兼有表证：淡豆豉 10 克

肝大：炙鳖甲 10 克（先下），丹参 10 克，郁金 10 克。

2. 阴黄（慢性肝炎）

主症：皮肤发黄，但黄色晦滞，口不作渴，食少，腹痛隐隐，神思疲倦，大便溏泻，小便色淡，舌苔白腻。

治则：温中燥湿。

（1）脾虚寒为主：茵陈理中汤。

茵陈 15 克，党参 10 克，干姜 1 克，炒白术 10 克，茯苓 10 克，青皮 3 克，五味子 10 克，泽泻 5 克，焦三仙各 10 克。

（2）肾虚寒为主：茵陈附子汤。

茵陈 15 克，党参 10 克，附子 3 克（先下），桂枝 3 克，青皮 3 克，干姜 1 克，茯苓 10 克，白术 10 克，金钱草 10 克，焦三仙各 10 克。

肝炎病程长，伴见腹胀满，胸胁胀痛明显，便秘及大便溏泻者，系气郁血滞，脾胃虚弱。故后期治疗往往以柔肝健脾为主。方用茵陈六君子＋芍药白术散。

茵陈 15 克，半夏 5 克，柴胡 5 克，炒白术 10 克，茯苓 10 克，青、陈皮各 3 克，炒白芍 10 克，太子参 10 克，炙甘草 3 克。

胁肋胀痛：元胡 6 克，川楝子 6 克。

腹胀满：藿香 10 克，佩兰 10 克。

便秘：制军 6 克。

三、无黄疸型肝炎的论治

无黄疸型肝炎，根据中医辨证概念，古人多以"肝气"、"痞结"论治，如《素问·大奇论》即有："肝满，肝脉之气实满也"，《灵枢·胀论》篇亦有："肝胀胁下满而痛引小腹"的记载。此型肝炎，症状与体征同黄疸型肝炎相同，但始终不出现黄疸，且症状不很严重。

1. 清疏湿热法

脘腹胀满，肝区压痛，四肢疲倦，可用藿朴夏苓汤加减。

藿香 10 克，厚朴 3 克，茵陈 10 克，山栀 3 克，黄芩 10 克，炒苍术 10 克，炒薏米 10 克，香附 5 克，青皮 3 克，郁金 10 克，六一散 10 克（包）。

2. 舒肝实脾法

适用于肝区压痛，消瘦，心慌头晕，胃脘部痞满，小便黄，舌苔薄或黄腻，逍遥散加减。

当归 10 克，白术 10 克，柴胡 5 克，黄芩 10 克，山栀 3 克，薄荷 3 克（后下），党参 10 克，陈皮 3 克，丹参 10 克。茯苓 10 克，枳壳 3 克，白芍 10 克。

3. 滋水柔肝法

采用"一贯煎"加减养阴柔肝，滋补肝血。

肝区痛甚者：白芍，姜黄。

潮热不退：加入石斛去当归。

4. 软坚散结化瘀

适用于肝硬化早期，肝气不舒，食后饱胀者，可用丹参，黄芪，当归，水红花籽，三棱，莪术，生牡蛎，鳖甲。

总之，肝炎一证，病因每于木郁侮土，中焦气化不能通调，经脉阻滞，阴阳升降之路失常。治疗宜乘其正气尚未极度衰退之时，及时投以疏肝通络，健运中土，滋阴和营。

病案 1 许某，男，13 岁，初诊日期：2005 年 1 月 29 日。

七天来发现肌肤、眼球黄染，日来逐渐加深，刻下症：身热不高，体温 37.2℃

（腋），纳食不甘，胃脘胀闷，小便黄少，舌苔白脉弦，尿胆原（－），尿胆素（－），胆红素（＋），黄疸指数 25 单位。麝香草酚浊度 11 单位，麝香草分絮状（＋＋＋），转氨酶 364 单位。

证系湿热内蕴中焦，太阴健运无权，阳明通降失司，以致脘腹胀闷，不思饮食，眼球发黄，小便短赤，黄疸已成，非易速愈，治当祛湿热利黄，宗茵陈蒿汤加减。

茵陈 10 克，山栀 3 克，黄柏 10 克，茯苓 10 克，泽泻 10 克，秦艽 1 克，羌活 5 克，淮山药 10 克，六一散 10 克（包），焦三仙各 12 克，姜皮 1 克。

饭后服 9 剂，水煎服，每日早中晚服用。

二诊：黄疸基本消退，诸证转佳，肝大肋下 1 厘米，再拟清热利湿，以巩固疗效。

西茵陈 10 克，黑山栀 6 克，黄柏 10 克，茯苓 10 克，荆芥 6 克，防风 6 克，炒川朴 3 克，六一散 10 克（包），葱头 3 个，灯心草 3 尺，炒白术 10 克。

7 剂，水煎服，每日早中晚饭后服用。

三诊：黄疸已退，症状基本以消失，改拟调脾利湿清热治疗。

茵陈 10 克，党参 10 克，炒白术 6 克，猪苓 6 克，茯苓 6 克，黄柏 6 克，生、熟薏苡仁各 10 克，泽泻 5 克，焦三仙各 10 克，黄芪 10 克，干姜 1 克，红枣 3 枚。

四诊：临床症状已消失，叠上方增减。

茵陈 10 克，党参 10 克，炒白术 6 克，猪苓 6 克，茯苓 6 克，黄柏 6 克，

生、熟薏苡仁各 10 克，黄芪 10 克，干姜 1 克，砂仁 1.5 克（打），青皮 3 克，炒谷芽、炒麦芽各 10 克，枳壳 3 克。

20 剂，今查肝功正常，麝香草分浊度 6 单位，麝香草分絮状（－），转氨酶 40 单位。肝脏未触及，症状已告愈，再拟调理脾胃治之，以为善后。参苓白术散服之。

病案 2 姜某，男，12 岁，初诊日期：2005 年 7 月 14 日。患儿于 6 月 23 日高热以后，开始感觉头昏沉，恶心呕吐，四肢倦怠乏力，胸痞脘闷，食欲不振，入夜低热，汗出不解，小便黄浑，大便干燥，面目无黄染，肝大肋下 3.5 厘米，按之则心下痛，舌苔黄腻，脉象濡数，肝功：麝香草酚浊度 9 单位，麝香草分絮状（＋＋＋），转氨酶 160 单位。

诊断：急性传热性肝炎（无黄疸型）。

此缘外感时邪，郁而失达，内蕴湿热，不能宣通，清阳不振，浊阴凝聚，所以头晕身怠，脘痞泛恶，治当清热和中，佐以芳香渗湿。

藿佩梗各 6 克，银花 10 克，山栀 3 克，大豆卷 10 克，川连 1 克，炒吴茱萸 2 克，橘皮 3 克，姜竹茹 3 克，枳壳 3 克，郁金 5 克，鸡苏散 10 克（包），猪茯苓各 10 克，灯心草 3 尺。

二诊：服药后，头昏恶心消失，身热脘痞亦解，纳谷转馨，二便调和，睡眠亦佳，苔白脉缓，惟肝脏肋下仍可触及，转调理脾胃，佐以消痞治之。

党参 10 克，黄芪 10 克，青广皮各 5 克，炒半夏 5 克，蓬莪术 5 克，川郁金 5 克，茯苓 10 克，白术芍各 10 克，枳壳 3 克，焦三仙各 10 克，生、熟薏苡仁各 10 克，生姜 2 片，小红枣 3 枚。

20 剂，水煎服。

三诊：进食俱佳，二便正常，舌苔白脉缓，复查肝功基本恢复正常，肝脏肋下未触及。再自拟调胃止痛治疗，以善其后。

党参 10 克，黄芪 10 克，青广皮各 5 克，半夏曲 5 克，枳壳 3 克，郁金 5 克，茯苓 10 克，白术芍各 10 克，焦三仙各 10 克，生、熟薏苡仁各 10 克，沉香片 1.5 克，藿佩梗各 6 克，生姜 2 片，小红枣 3 枚。

按：病案 1 是急性黄疸型肝炎，即中医的黄疸证候，主要由于湿热蓄遏，脾胃不能运化所致，治疗方法是以清利湿热为主，茵陈蒿汤是一张治疗黄疸的通用方剂，临床医家素所采用，效果快，疗效高，但是，临床时还须审辨属阴属阳，加以施治。病案 2 是无黄疸型急性肝炎，由于临场症状表现的不同，因而在治疗上也有所差异，如脾困湿阻出现胸闷作恶，食欲不振等证的，宜芳香化浊；如果胸胁疼痛，神疲食呆，肝胃不和者，适宜疏肝和脾；如果形瘦面黄，泻利不和，脾胃气弱，又适宜健脾止泻；如果身热不解，审有表邪的，则宜解表散邪；总之，必须根据具体证情，而加以治。

病案 3 宋某，女，4 岁，初诊日期：2006 年 10 月 15 日。

证经 7 个月，初始出现腹痛泄泻，肝大，经某儿童医院检查确诊为肝炎。刻下症：腹泻已解，惟有转氨酶始终不降，食不甘味，面色灰滞，舌色薄白，脉象缓滑，腹部柔软，肝脏可触及。转氨酶 400 单位。

诊断：迁延性肝炎。

由于气血虚弱，脾胃不健，中焦失展，积滞欠运之征，治疗以调脾助运为主，以希向复，诸状可已。

党参 10 克，黄芪 10 克，青广皮各 5 克，炒半夏 5 克，茯苓 10 克，白术 10 克，淮山药 10 克，老木香 3 克，砂仁米 2 克(打)，炒稻麦芽各 10 克，炙甘草 3 克。

另：香砂枳术丸 18 克×5 袋，每日 2 次，每次 3 克，饭后服用。

二诊：叠进甘温调脾之品，食欲大振，面色仍黄，山根频露青苍，苔白脉缓，气血未复，急当调养气血，健胃和中，以复乾健之职，庶几诸状告愈。

党参 10 克，黄芪 10 克，青广皮各 5 克，半夏曲 5 克，茯苓 10 克，炒白术芍各 10 克，淮山药 10 克，老木香 3 克，当归 5 克，苏梗 3 克，生姜 2 片，小红枣 3 枚。

另：香砂枳术丸 18 克×5 袋，每日 2 次，每次 3 克，饭后服用。

三诊：药后，精神佳，睡眠好，但厚腻之品，不愿多食，山根面色尚呈青黄，腹中有时觉痛，舌苔白脉象平，而无弦急之象，势属脾运欠复，清阳不振，布护失司之征，仍予以调理脾胃。

党参 10 克，青广皮各 5 克，炒半夏 5 克，茯苓 10 克，炒白术芍各 10 克，淮山药 10 克，老木香 3 克，砂仁米 2 克（打），炒川朴 3 克，炙甘草 3 克，干姜 1.5 克，焦三仙各 10 克。

四诊：叠进之品，食欲正常，睡眠好，苔白脉缓，肝功：转氨酶正常，惟有血红蛋白 8.9 克，脾胃趋复，气血尚虚，八珍汤加减。

党参 10 克，黄芪 10 克，青广皮各 5 克，炒半夏 5 克，茯苓 10 克，炒白术芍各 10 克，老木香 3 克，砂仁米 2 克（打），炒稻麦芽各 10 克，炙甘草 3 克，焦山楂 10 克，鸡内金 5 克，当归 5 克，生姜 2 片，小红枣 3 枚。

丸药方：

党参 30 克，黄芪 30 克，青广皮各 12 克，炒半夏 6 克，茯苓 30 克，炒白术芍各 30 克，老木香 6 克，砂仁米 6 克（打），炙甘草 15 克，焦山楂 10 克，鸡内金 12 克，当归 12 克，炒薏苡仁 30 克，枳壳 12 克，焦三仙各 30 克，郁金 12 克，淮山药 30 克，泽泻 15 克，蓬莪术 12 克。上药共研细末，炼蜜为丸，每重 6 克，每日 2 次，每次 1 丸，开水送服。

病案 4　程某某，男，17 岁，北京市人，初诊日期：2005 年 6 月 19 日。

患儿曾有过输血病史，在 13 岁的一次体检中被查出丙肝，否认其家族有此病史，此后没有间断过治疗，病情控制尚稳定，近一段时间因哮喘病发作后，自觉周身乏力，纳食差，胃脘部胀闷不舒，复查肝功：转氨酶略偏高。丙肝 DNA 抗体 < 500，欲求中医治疗，遂慕名前来就诊，刻下症：头昏沉不清利，乏力疲惫，胃脘部胀闷不舒，不思饮食，小便黄，大便偏干，舌质红舌苔黄腻，脉象弦滑。

诊断：慢性迁延性肝炎，属于脾胃虚弱，湿热内阻，气机不畅。

初次治疗，以清利湿热为主，茵陈蒿汤加减。

茵陈 15 克，山栀 5 克，制军 10 克，土茯苓 15 克，虎杖 15 克，金钱草 15 克，焦三仙各 10 克，蒲公英 15 克，车前草 15 克，厚朴 3 克，炒苍术 10 克。

14 剂，水煎服，每日 1 剂。

二诊：叠进上方，食欲正常，胃脘痞闷亦解。肝功复查正常，舌质红舌苔由黄腻转为薄白，二便正常。

患儿丙肝病史较长，证属于病久体虚，气血郁结不行，肝脾调达失司，所以平素治疗当以和血消痞，柔肝健脾。

党参 10 克，茯苓 10 克，炒白术、炒白芍各 10 克，炙甘草 3 克，茵陈 15 克，山栀 5 克，黄柏 10 克，金钱草 15 克，焦三仙各 10 克，蒲公英 15 克，鸡内金 10 克，虎杖 15 克。

14 剂，水煎服，每日 1 剂。此后间断随诊。

病案5 刘某，男，5 岁，初诊日期：2005 年 9 月 6 日。

患儿今年二月某儿童医院检查诊断为肝炎，五月复查，肝功改善不明显，时有腹痛，饮食不甘，脾气急躁，大便溏薄，每日 3～4 次，小便色黄而少，舌苔薄白舌尖红。肝功：麝香草酚浊度 9 单位，麝香草分絮状（++），转氨酶 142 单位。

湿浊之邪中阻，土壅而木侮所胜，中焦失展则腹胀纳呆，气滞不行则痞结腹痛，湿浊下注则便溏尿黄，治疗当疏肝和胃，佐以清热利湿热，方用逍遥散加减。

当归 10 克，白术 10 克，柴胡 5 克，黄芩 10 克，山栀 3 克，粉丹皮 10 克。茯苓 10 克，枳壳 3 克，大白芍 10，炒白术 10 克，川郁金 5 克，玫瑰花 2.5 克，老木香 3 克，焦三仙各 10 克。

二诊：上方叠进 20 剂，食欲大振，胀痛亦除，二便如常，面红润，肝肋下 1 厘米，今晨患儿自觉脐周腹痛，呈阵发性，拟扶土安蛔止痛法。

党参 10 克，炒白术 10 克，乌梅 3 克，川椒 2.5 克，淡干姜 1.5 克，青广皮各 3 克，老木香 6 克，枳壳 3 克，焦三仙各 10 克，煨姜 2 片，小红枣三枚。

三诊：药后，精神佳，睡眠好，肝功：麝香草酚浊度 1.5 单位，麝香草分絮状（－），转氨酶 60 单位，证已告愈，拟以健脾和中，以作善后处理。人参归脾丸 20 粒，每日 2 次，每次 1 粒，开水送服。

病案6 温某，女，12 岁，初诊日期：2004 年 7 月 28 日。

诊断：慢性肝炎。

证经三年，经常齿龈出血，厌食油腻之物，胃纳极其不振，口干渴喜凉饮，大便干秘，舌苔黄腻，脉象濡数，肝功：麝香草酚浊度 10 单位，麝香草分絮状（++），转氨酶 340 单位。

证属病久血虚，胃阴不足，虚火上炎，治疗当清养胃阴以复正虚。

北沙参 6 克，石斛 10 克，生地 10 克，麦冬 6 克，知母、贝母各 5 克，生石膏 10 克（先下），炙黄芪 10 克，当归 5 克，大白芍 10 克，清阿胶 10 克（烊化），生稻麦芽各 10 克。

另：大山楂丸 10 粒，早晚各 1 粒。

二诊：上方共进 22 剂，齿龈出血肿胀已愈，纳食转佳，口不作渴，大便微溏，苔白脉缓，复查肝功：麝香草酚浊度 4 单位，麝香草分絮状（－），转氨酶 80 单位。证情大瘥，再拟宜阴和胃治疗。

南沙参 5 克，石斛 10 克，生地 10 克，麦冬 6 克，知母、贝母各 5 克，炙黄芪 10 克，茯苓 10 克，炒白术 10 克，生熟薏苡仁各 10 克，天花粉 5 克，生稻麦芽各 10 克。

按：肝炎分急性、慢性、迁延性三类，这是从病程的长短来区别的一种临床分类方法，对运用中药治疗，意义和作用并不大，因为中医治疗任何疾病，重在辨证，不应被急性、慢性、迁延性所羁绊。

第六节 小儿痢疾

痢疾西医学称为细菌性痢疾，是由志贺菌引起的常见肠道传染病，多见于 3 岁以上儿童，以夏秋季多发，临床表现以发热，腹痛，里急后重，黏液脓血便为特征。

一、中医对痢疾的认识

中医认为小儿痢疾的发生，与天时、饮食，均有很大的关系。一般认为多系外受暑热湿浊的邪气，再加饮食不慎，食入不洁之物，以致于食积内停，脾胃气滞阻滞，不得宣通而成，其临床见症：大便下黏腻物，如鱼冻，颜色或红或白，红的称"赤痢"，白的称"白痢"，或赤白相杂。称为"赤白痢"。大便每日次数频繁，轻的一日五六次，较重的一日二三十次，严重的一日六七十次，甚至更多。便时里急后重，频欲登厕，而又不得畅下。

痢疾和泄泻，都属于胃肠道的疾患，古人对二证不分，如《难经》将痢疾与利都列为五泄，第五十七难云："胃泄者，饮食不化色黄，脾泄者，腹胀满泄注，食即吐逆；大肠泄者，食已窘迫，大便色白，肠鸣切痛；小肠泄者，溲而便脓血，少腹痛；大瘕泄者，里急后重，数至圊而不能便，茎中痛"。很显然前三者是司运化的脾和主消化的胃，出现失调而导致泄泻，而后二者便脓血，里急后重，就是痢疾。因此，痢疾与泄泻是有严格区分的，朱丹溪曾说："泄泻之证，水谷或运化或不化，并无努责，惟觉困倦；若滞下则不然或脓血相杂或场垢，或无糟粕相杂，虽有痛不痛之异，然皆里急后重，逼迫恼人"。充分说明痢疾与泄泻二者区别的关键在于"并无努责"和"里急后重"。

小儿痢疾，感染既快，变化迅速，痢疾次数一多，极易脱津衰竭，同时由于高热伤津，筋脉复失濡养，最易导致惊风抽搐，往往不救。

二、中医对痢疾的临床分类

一般以病因和发病机制的不同，分为寒痢，热痢，时痢，噤口痢等各种类型。

1. 寒痢

其临床症状，比较突出的是腹痛比较剧烈，痛如刀割，口唇呈青色，渴喜热饮，治疗方法：温中散寒，初期适宜理中汤，痢疾久可用真人养脏汤。

2. 热痢

又称湿热下痢。因夏秋季节，感受湿热的邪气，蕴蓄肠胃，以致于湿滞下注而成。本病初期有发热，继则腹痛里急，下痢频作，不分次数，伴小便短赤，舌红唇焦，口渴喜冷饮，治疗应掌握病情轻重缓急，进行辨证施治。

（1）病急，里急后重现象严重的，用当归芍药汤加减。

（2）腹中疼痛急迫，小便短赤，热象较重的，可用白头翁汤。

热痢治疗原则，首先宜通利清热，如《内经》云："通因通用"，以及古训有"痢无止法，宜荡涤"以及"痢疾不怕当头下"。临床上如痢下不爽，腹痛拒按，舌苔白腻，脉象滑数者，可根据病情用木香槟榔丸或大承气汤，通下以后，极易转入清热解毒，调气行血的法则，如白头翁汤及香连丸，特别是黄连对于菌痢有特效。

3. 时痢

时痢又称时疫痢或疫毒痢，传染性极强，相当于西医学中的"中毒性痢疾"的范畴。是细菌性痢疾中的一种类型。临床以突然起病，出现高热，昏迷，抽搐或呼吸衰竭，多发于夏秋季节。症状有轻有重，轻的发热很微小，里急后重不明显，便次略增，间有脓血，一般经过数天后可痊愈。

病情重者：壮热烦渴，腹痛剧烈，里急后重明显，大便脓血混杂，疫毒化火，热极伤阴，尚可引动肝火，出现抽搐 治疗，初其宜疏表，见有重者，清热解毒，伴神昏者，清营解毒，平肝息风为主。

4. 噤口痢

由疫痢或湿热痢发展而来，属于疫毒痢、热痢病程中的一个阶段，因证候凶险，故专门拿出来讨论。

凡下痢不欲饮食，得食物即吐，身热而唇红，口渴烦躁，脉象滑数，指纹紫滞留，舌绛舌苔黄而干，治疗当和中开噤，养阴清胃，可用参连开噤散。

即：人参5克，川连2.5克，莲子肉5克。

此外还有一种"休息痢"若痢时发时止，日久难愈，倦怠怯冷，嗜睡，临厕腹痛里急，大便夹有黏液或见赤，舌质淡舌苔腻，脉象虚大或濡，这是正虚邪恋，肠胃传导失司，治疗温脾益气，佐以化滞。可用四君子汤加木香、陈皮、枳实。

病案1 李某某，女，6岁，初诊日期：2005年8月9日。

患儿出现发热伴腹泻两日，利下全属于黏冻，带有赤色，腹中痛，曾于当地医院就诊，便常规检查：白细胞35个，红细胞15个，脓球（＋），诊断为：菌痢，给予灌肠等对症处理，症状稍可缓解，慕名要求中医给予诊治。刻下症：精神尚可，发热，腹痛，腹泻，每日7～8次，便为黏冻，带有赤色，无恶心呕吐，舌苔黄腻，脉象数。正值夏暑之际，湿热蕴积肠胃，内伤生冷，浊气下注成痢，以白头翁汤加减

白头翁15克，黄连3克，黄芩5可，槟榔10克，木香3克，川朴3克，薏苡仁10克，神曲10克，姜皮1克，银花炭10克，六一散10克（包）。

三剂，水煎服，早中晚饭后半小时服用。

二诊：服药后，发热解，大便次数减少，每日约2～3次，仍有脓血，腹痛减轻，无里急后重感，再拟原方，继续治疗。

白头翁15克，黄连3克，黄芩5克，槟榔10克，木香3克，川朴3克，薏苡仁10克，神曲10克，姜皮1克，银花炭10克，六一散10克（包）。

三剂，水煎服，早中晚饭后半小时服用。

三诊：再进三剂后，便次为每日1次，未再有脓血便，腹痛消失，复查便常规：正常。惟有口渴，纳食不香，舌苔薄白，脉象数。病后中运未复，拟以调中和胃治之。

藿香10克，茯苓10克，炒白术10克，扁豆10克，石斛10克，川连1.5克，生薏苡仁10克，天花粉5克，神曲10克，生谷芽10克。

病案2 孟某某，女，5岁，18个月，初诊日期：2005年10月7日。

患儿3天前在外吃烧烤羊肉串，回家后第二日开始出现腹痛，发热，体温呈逐渐上升趋势，并开始出现腹泻，初起便次不多，曾在当地诊所就诊，给予退热降温，效果不理想，便次逐渐增多，为脓血便，体温居高不下，最高达40.0℃，急入儿童医院就诊，诊断为中毒性痢疾，住院接受治疗。并慕名来诊所要求给予中医治疗。刻下症：精神差，面色红，心烦口渴，里急后重，腹痛，腹泻，脓血便，便次10~12次，舌质红舌苔黄腻，脉象细数。

此为外受疫毒之气，内吃不洁食物，湿热蕴积，化而为痢，逗留血分伤营。治疗当以清肠解毒，宗白头翁汤加减治之。

白头翁15克，黄连1.5克，黄柏6克，秦皮10克，木香3克，生地10克，生石膏25克（先下），地锦草10克，银花炭10克，白芍10克，当归10克。

三剂，水煎服，早中晚饭后半小时服用。

二诊：服药后，发热已解，大便次数减少，每日约2-3次，未见脓血，腹痛减轻，无里急后重感，再拟原方去石膏，继续治疗。

白头翁15克，黄连1.5克，黄柏6克，秦皮10克，木香3克，生地10克，地锦草10克，银花炭10克，白芍10克，当归10克。

二剂，水煎服，早中晚饭后半小时服用。

三诊：此次药后，症状基本消失，复查便常规：正常，惟有口渴，舌苔光红，脉象细数，此为营血亏虚，后续治疗给予清营解毒，养阴和中为主。

白头翁15克，黄连1.5克，乌梅3克，石斛10克，生地10克，麦冬6克，花粉10克，白芍10克。生谷麦芽各10克。

按：小儿疫痢有轻有重，治疗时应根据不同证候辨证施治。如初起发热无汗，有明显表证的，应先疏表；见有大热烦渴，里急后重，下痢赤白的，治宜清肠解毒为主；若疫邪化火，证有壮热神昏，惊厥抽搐，应以清营解毒，平肝息风为主；如热极伤阴，水不涵木，又应滋阴息风为主。

病案3 王某，女，2岁，初诊日期：2003年10月11日。

两日来大便下痢白冻，一日七八行，里急后重，面色青黄，小便短少，口中不渴，舌质淡苔白，脉象沉缓。

势属体质素虚，寒湿蕴脾，升降失职，而成痢疾，治当温运化脾，以解寒凝，宗附子理中丸加味，尚希节制生冷油腻食物。

川附子 3 克，党参 6 克，炒白术 6 克，炮姜炭 2 克，炙甘草 3 克，炒川朴 2 克，木香 3 克，砂仁米 3 克(打)，神曲 10 克，姜皮 1 克，官桂 2.5 克，枳壳 3 克.

二诊：泻痢大瘥，里急后重亦除，面色转趋光华，精神亦显阵作，惟有唇舌俱淡，微有咳嗽，显属脾运失常，中虚未复，再拟温中健脾治之。

川附子 3 克，党参 6 克，炒白术 6 克，炮姜炭 2 克，炙甘草 3 克，泽泻 6 克，木香 3 克，砂仁米 3 克(打)，神曲 10 克，猪茯苓各 6 克，官桂 2.5 克，枳壳 3 克。

病案 4 陈某，男，6 岁，初诊日期：2004 年 12 月 11 日。

下痢时发时止，已有 9 个月之久，发时便次不多，每于粪便中夹以血液，里急后重，并不明显，精神食欲尚可，治之不愈，舌苔薄白，脉象濡数，大便化验，有阿米巴滋养体。

湿热久羁，阴血亏伤，形成休息痢，治当和血利湿，佐以益气。

鸦胆子 2 克，白头翁 12 克，炙黄芪 10 克，当归 6 克，大白芍 10 克，茯苓 10 克，肉豆蔻 3 克(研)，乌梅 5 克，炙甘草 3 克，龙眼肉 10 克，

按：体虚下痢，常常反复发作，不易治愈，临床时大便化验有阿米巴滋养体的，可佐用经验方，如用白头翁 30 克煎汤分服，或用龙眼肉包鸦胆子，每次 5～10 粒，每日 2 次。

此系湿热久羁伤血，故用益气和血利湿的方法治愈，但是，亦有久痢脾虚，不能摄血者，适宜用黄土汤治之，因此，治疗休息痢证，当结合临床具体见证，给予恰如其分的治疗，方才有效。